你的孩子打对疫苗了吗

李志玲　朱剑笛　编著

U0397180

上海科技教育出版社

图书在版编目(CIP)数据

你的孩子打对疫苗了吗/李志玲,朱剑笛编著. —上海:上海科技教育出版社,2020.9(2021.11重印)

ISBN 978-7-5428-7352-1

Ⅰ.①你… Ⅱ.①李… ②朱… Ⅲ.①儿童—疫苗—预防接种—问题解答 Ⅳ.①R186-44

中国版本图书馆CIP数据核字(2020)第132600号

责任编辑 陈雅璐
封面设计 符 劼

你的孩子打对疫苗了吗
李志玲 朱剑笛 编著

出版发行 上海科技教育出版社有限公司
        (上海市闵行区号景路159弄A座8楼 邮政编码201101)
网   址 www.sste.com www.ewen.co
经   销 各地新华书店
印   刷 上海华顿书刊印刷有限公司
开   本 720×1000 1/16
印   张 9
插   页 1
版   次 2020年9月第1版
印   次 2021年11月第7次印刷
书   号 ISBN 978-7-5428-7352-1/R·473
定   价 40.00元

推 荐 序

儿童疫苗接种需重视

疫苗是民生大事,对预防传染病至关重要。1992年,我国大约有1.2亿乙肝病毒携带者,其中相当大一部分患者都是通过母婴传染。就在同年,乙肝疫苗接种纳入了免疫规划管理,2002年起免费向所有新生儿提供。截至目前,20岁以下人群的急性乙肝发病率已经从2005年的5.14/10万降到0.88/10万以下,我们终于不再面临"十人一乙肝"的困境。现在,每一个新出生的孩子都会面临"人生第一针",他们基本摆脱了乙肝的威胁。

乙肝、结核、麻疹、脊髓灰质炎……这些曾经让人"闻之色变"的传染病都得到了有效控制,疫苗功不可没。曾经困扰人类数千年的天花更是被彻底消灭。中国目前有多种免疫规划疫苗,比如乙肝疫苗、卡介苗疫苗、百白破疫苗、脊髓灰质炎疫苗等,它们给孩子撑起了一把重要的保护伞,持续保障我们的健康。

接种疫苗是控制和消除传染病最安全、有效、经济的方法。2020年4月25日是第34个全国儿童预防接种日,其主题是"及时接种疫苗,共筑健康屏障",通过宣教,让更多的家长提高对预防接种的认识和理解,提高公众对预防接种的信心。

在疾控工作中,我们遇到的大多数父母都会认真踏实地听从医生的建议,按时带孩子接种疫苗。不过也有马虎的家长,对他们来说,弄明白接种年龄、间隔周期太难了。还有遇到孩子感冒发热的情况时,到底要不要推迟接种?尤其是

2020年初新冠疫情暴发，许多孩子都被动地推迟了接种，家长们心急如焚又无可奈何，推迟接种对孩子会有影响吗？林林总总，这些都是复杂难懂的问题。

新冠肺炎疫情是全社会面对的重大挑战。在此之际，我们医务人员，尤其是疾病控制与预防的工作者们，应当奉献自己的力量。

李志玲博士不仅是值得信赖的儿科医生，还是一名好药师。受益过志玲博士的人包括很多患者家属都亲切地称呼她"志玲姐姐"。她同时具有临床背景和药学专业知识，经验丰富，业务能力扎实，在科普领域也做出了不少成绩。

火爸朱剑笛在微信公众号"现代育儿百科"和微博账号"火爸朱剑笛"平台写了几百篇科普文章，其中很多篇都是关于疫苗接种的科普，深受欢迎，微博的粉丝量更是高达270多万。

疫苗一直是父母关心的热点话题，据我所知，目前市面上缺少疫苗科普相关的书籍，似懂非懂的家长要么在网络上搜索，要么去医院咨询，前者的专业性和后者的便捷性都有待商榷。

幸运的是，李志玲和朱剑笛在自己的工作中注意到了儿童疫苗接种的常见问题，还总结归纳出了一本科普书。志玲博士和火爸朱剑笛在疫情期间通过线上和线下等多种形式用心解答家长的疑惑，让家长们感到安心和放心。

《你的孩子打对疫苗了吗》将在儿童安全用药领域发挥积极作用，也是对疾控工作的重要支持。这本书是及时雨，极大地方便了新手爸妈和其他对疫苗充满兴趣的朋友们。这本书的专业性强，通俗易懂，包含了疫苗接种最实际、最需要的知识。相信阅读之后，您对孩子的疫苗接种又会加深一层理解！

付　晨
上海市疾病预防控制中心主任

前言

　　2020 年的新冠肺炎疫情，让很多人对疫苗有了更多了解。因为没有疫苗和药物可以预防，这种新病毒得以在全球肆意传播。全世界都在期盼针对这种新病毒的疫苗早日上市，因为接种疫苗是预防传染病的有力武器。科学家们在和时间赛跑，全球至少有 100 个针对 2019 新冠病毒（2019-nCoV）的疫苗在研发，有效的疫苗越早上市，被病毒夺去的生命就越少，全球经济就会越早恢复。

　　在过去的几十年间，我国通过大规模接种疫苗，使白喉和脊髓灰质炎（俗称"小儿麻痹症"）这两种疾病多年的发病数为 0，流脑、乙脑、麻疹等疾病的发病数也控制在了很低的水平。在疫苗的庇佑下，很多人对疫苗产生了轻视，以为身边都没人生这些病了，不接种疫苗也没事。其实，身边没人得这些病正是因为大多数人都接种了疫苗，所以发病率大大降低了，即使少数人不接种也可以因为"群体免疫"而得到保护，但如果多数人都不接种疫苗的话，疾病很快就会死灰复燃，因为病菌还没有被完全消灭。

　　疫苗使消灭传染病成为一种可能，比如天花。仅在 20 世纪，天花就夺去了约 3 亿人的生命。在世界卫生组织牵头进行了 10 年的全球根除天花行动后，1980 年 5 月 8 日，第 33 届世界卫生大会正式宣布，天花这种影响人类至少 3000 年的可怕疾病被彻底根除了，全世界的人们不再需要常规接种用来预防天花的牛痘。

　　我国把疫苗分为免疫规划疫苗和非免疫规划疫苗，各省市对免疫规划疫苗和非免疫规划疫苗的管理有所不同。因为成本效益等方面的考虑，一些疫苗由于还没有实现国产化也导致供应不足。还有一些非免疫规划疫苗在说明书中有"由于在国内尚未开展本品与其他疫苗同时接种的临床研究，故目前暂建议本品不与其他常规儿童用疫苗同时接种"之类的表述，这样就导致在疫苗接种计划安排方面变得比较复杂。

为何健康的人群要接种疫苗？为何要在规定的时间接种疫苗？接种疫苗有风险吗？种种疑惑，都可以在《你的孩子打对疫苗了吗》这本书中找到答案。这本书用通俗易懂的语言，科学、系统地介绍了什么是疫苗，如何科学接种疫苗，接种疫苗常见问题，以及特殊健康的儿童如何接种疫苗，并且细致地阐述了目前国内已上市的各类儿童用疫苗，旨在由浅入深地介绍疫苗对于预防传染病的重要性，加深对疫苗的认识，明确其作用。本书还精选了许多真实案例，以问答为主要的行文方式，结合图表，力求让读者一目了然，不需要花费大量的时间精力，就能吸收深奥的疫苗接种知识。

本书有别于零星式、碎片化的科普，而是追踪其来源，阐明其依据，系统性、权威性地帮助读者"知其然并知其所以然"。通过本书，我们希望读者不仅能够对于疫苗这一免疫学科研技术及产品有一个全方位的了解，还能对免疫学本身、对于人体免疫系统有一个初步的概念。希望通过科普，疫苗接种成为人人都了解的日常小知识。同时，本书也可成为疫苗接种工作人员的参考手册，有助于他们向家长们进行科普宣教。

特别感谢上海市疾病预防控制中心的付晨主任提供了大量宝贵的意见，还在百忙之中为本书作推荐序！疾控人员在疫情防控中起到了非常重要的作用，但他们得到的关注度远不及临床医生和护士。他们的工作除了管理疫苗接种和免疫规划以外，还包括疫情分析研判、流行病学调查、社区防控、采样、实验室检验检测、环境卫生与消毒、健康教育、防疫卫生人员培训、复工复产复学疫情防控指导与评估、大型企业及各级学校疫情防控演练、答复各种咨询等，没有他们的辛苦付出，我国在疫情防控中就不可能快速取得阶段性胜利。为了内防反弹，外防输入，他们仍旧坚守在疫情防控的第一线。

感谢上海市儿童医院领导的支持，感谢药学部孙华君主任、沈阳主任给予我们的指导。感谢各位热爱科学的家长，是你们给我们提供了动力，让我们不断地深入研究，最终才衍生出本书并将其出版。

受时间和篇幅限制，本书疏漏之处在所难免，恳请读者批评指正。

李志玲　朱剑笛

2020年7月

目 录

contents

第一章
认 识 疫 苗

1. 什么是疫苗?

　　孩子健康成长是每位家长的心愿,看到孩子被疾病折磨,家长们除了关心如何治疗,还关心如何预防,疫苗接种就是预防和控制某些疾病有效、经济、便捷的方式。

　　疫苗,就是俗称的"预防针"。其实疫苗不一定都是注射的针剂,也可能是口服的(比如轮状病毒疫苗和脊灰减毒活疫苗)或喷鼻的(比如鼻喷流感减毒活疫苗)。

　　疫苗是指将病原微生物(如细菌、病毒等)及其代谢产物,经过人工减毒、灭活或利用基因工程等方法制成的用于预防传染病的免疫生物制品。疫苗中的成分保留了病原微生物刺激免疫系统的特性,但不具伤害力。疫苗通过注射、口服或喷鼻方式接种到人体,可以使人体产生一定的保护物质,如免疫激素、活性生理物质、特殊抗体等;当人体再次接触到这种病原菌时,免疫系统便会依循其原有的记忆,制造更多的保护物质来阻止病原微生物的伤害,从而预防、控制疾病的发生或流行。

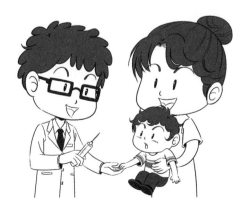

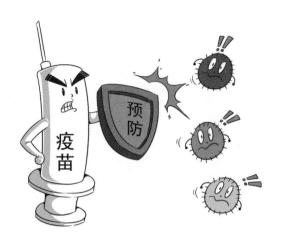

简单地说,疫苗接种能让免疫系统记住"坏人",准备"武器"。人体本身就是一个特别精密的生物体,具有很强的自愈能力,有强大的免疫系统。如果有外来入侵,我们的免疫系统做的第一件事就是识别。问题在于,人体"识别"入侵和"制造"武器是需要时间的,第一次见到某种病毒,免疫系统可能要花上一两天分清敌友,如果此时病菌来势汹汹,免疫系统极有可能抵挡不住。那么,疫苗的作用就是训练人体的特异性免疫应答,抓几个"半死不活"的病菌,也就是疫苗里的减毒活病毒或灭活病毒,给免疫系统练练手,让它记住"坏人"的模样,提前预备好"武器",当病毒再一次攻进来时,免去了识别的过程,直接消灭掉它们。

预防接种工作是卫生事业成效最显著、影响最广泛的工作之一,也是预防和控制传染病最主要的手段。通过疫苗接种,全球已经成功消灭了天花;通过疫苗接种,脊髓灰质炎(俗称小儿麻痹症)的病例数减少了99%以上,全球报告病例数从1988年的35万例减少到2018年的33例;通过疫苗接种,我国已经多年没有出现白喉和脊髓灰质炎病例,流行性脑脊髓膜炎的发病数也降到了每年只有100余例。

2. 疫苗有哪些?

目前,在我国获批可以接种的疫苗有48种(表1),按不同分类标准可分为单价疫苗和多价疫苗,单联疫苗和多联疫苗,减毒活疫苗和灭活疫苗,免疫规划疫苗和非免疫规划疫苗。

表1 我国获批的疫苗种类

序号	疫苗种类	简称/俗称	英文缩写
1	皮内注射用卡介苗	卡介苗	BCG
2	乙型肝炎疫苗	乙肝疫苗	HepB
3	脊髓灰质炎灭活疫苗	脊灰灭活疫苗	IPV
4	口服I型Ⅲ型脊髓灰质炎减毒活疫苗	脊灰减毒活疫苗	OPV
5	吸附破伤风疫苗	破伤风疫苗	/
6	吸附无细胞百白破联合疫苗	百白破疫苗	DTaP
7	吸附白喉破伤风联合疫苗	白破疫苗	DT
8	b型流感嗜血杆菌结合疫苗	Hib疫苗	Hib
9	无细胞百白破b型流感嗜血杆菌联合疫苗	四联疫苗	DTaP-Hib
10	吸附无细胞百白破灭活脊髓灰质炎和b型流感嗜血杆菌(结合)联合疫苗	五联疫苗	DTaP-IPV/Hib
11	A群C群脑膜炎球菌(结合)b型流感嗜血杆菌(结合)联合疫苗	AC流脑-Hib疫苗	/
12	A群脑膜炎球菌多糖疫苗	A群流脑疫苗	MPSV-A
13	A群C群脑膜炎球菌结合疫苗 / A群C群脑膜炎球菌多糖结合疫苗	A群C群流脑结合疫苗	/
14	A群C群脑膜炎球菌多糖疫苗	A群C群流脑多糖疫苗	MPSV-AC
15	ACYW$_{135}$群脑膜炎球菌多糖疫苗	ACYW$_{135}$群流脑 多糖疫苗	/
16	口服轮状病毒活疫苗	国产轮状病毒疫苗	/
17	口服五价重配轮状病毒减毒活疫苗	进口五价轮状病毒疫苗	RV5
18	13价肺炎球菌多糖结合疫苗	13价肺炎球菌疫苗	PCV13
19	23价肺炎球菌多糖疫苗	23价肺炎球菌疫苗	PPV23/ PPSV23

（续表）

序号	疫苗种类	简称/俗称	英文缩写
20	肠道病毒71型灭活疫苗	EV71疫苗，手足口病疫苗	EV71
21	乙型脑炎灭活疫苗	乙脑灭活疫苗	JE-I
22	乙型脑炎减毒活疫苗	乙脑减毒活疫苗	JE-L
23	麻疹风疹联合减毒活疫苗	麻风疫苗	MR
24	麻疹腮腺炎风疹联合减毒活疫苗	麻腮风疫苗	MMR
25	麻疹减毒活疫苗	麻疹疫苗	/
26	腮腺炎减毒活疫苗	腮腺炎疫苗	/
27	风疹减毒活疫苗	风疹疫苗	/
28	麻疹腮腺炎联合减毒活疫苗	麻腮疫苗	/
29	水痘减毒活疫苗	水痘疫苗	VAR
30	甲型肝炎灭活疫苗	甲肝灭活疫苗	HepA-I
31	甲型肝炎减毒活疫苗	甲肝减毒活疫苗	HepA-L
32	双价人乳头瘤病毒吸附疫苗	二价宫颈癌疫苗	2vHPV
33	四价人乳头瘤病毒疫苗	四价宫颈癌疫苗	4vHPV
34	九价人乳头瘤病毒疫苗	九价宫颈癌疫苗	9vHPV
35	流感病毒裂解疫苗	流感疫苗	/
36	流感病毒亚单位疫苗	流感疫苗	/
37	人用狂犬病疫苗	狂犬病疫苗	/
38	甲、乙型肝炎联合疫苗	甲乙肝疫苗	HepA-HepB
39	重组B亚单位/菌体霍乱疫苗	霍乱疫苗	/
40	钩端螺旋体疫苗	/	/
41	双价肾综合征出血热灭活疫苗	出血热疫苗	/

（续表）

序号	疫苗种类	简称/俗称	英文缩写
42	皮上划痕人用炭疽活疫苗	炭疽疫苗	/
43	黄热减毒活疫苗	黄热病疫苗	YF
44	伤寒 Vi 多糖疫苗	伤寒疫苗	/
45	戊型肝炎疫苗	戊肝疫苗	/
46	森林脑炎纯化疫苗	森林脑炎疫苗	/
47	皮上划痕用鼠疫活疫苗	鼠疫疫苗	/
48	重组带状疱疹疫苗	/	RZV

注：其中重组带状疱疹疫苗用于≥50岁的成人预防带状疱疹。

3. 什么是减毒活疫苗和灭活疫苗？

根据疫苗是否具有活性分为减毒活疫苗和非活性疫苗（表2），其中非活性疫苗包括重组疫苗、灭活疫苗、多糖疫苗、结合疫苗、多糖结合疫苗、裂解疫苗、亚单位疫苗、类毒素等。

表2　灭活疫苗和减毒活疫苗的种类

疫苗种类	疫苗名称
灭活疫苗	乙肝疫苗、甲乙肝疫苗、百白破疫苗、白破疫苗、Hib疫苗、五联疫苗、四联疫苗、流脑疫苗（脑膜炎球菌疫苗）、肺炎球菌疫苗、手足口病疫苗（EV71疫苗）、HPV疫苗（宫颈癌疫苗）、狂犬病疫苗、出血热疫苗
减毒活疫苗	卡介苗、麻腮风疫苗、腮腺炎疫苗、麻腮疫苗、麻风疫苗（麻疹风疹联合疫苗）、水痘疫苗、轮状病毒疫苗、霍乱疫苗、黄热病疫苗
有灭活疫苗也有减毒活疫苗	脊灰疫苗、甲肝疫苗、乙脑疫苗、流感疫苗、炭疽疫苗、伤寒疫苗

把疫苗分为减毒活疫苗与灭活疫苗,主要是为了方便判断两种疫苗如果不同时接种的话,是否需要间隔≥28天再接种。我国的《国家免疫规划疫苗儿童免疫程序及说明》(2016年版)规定:两种及以上国家免疫规划使用的注射类减毒活疫苗,如果未同时接种,应间隔≥28天进行接种。国家免疫规划使用的灭活疫苗和口服脊灰减毒活疫苗,如果与其他种类国家免疫规划疫苗(包括减毒和灭活)未同时接种,对接种间隔不做限制。

严格来说,"灭活"是疫苗的制备工艺之一,只有把完整的病毒或细菌用理化方法灭活(杀死)后制成的疫苗才是灭活疫苗,但为了方便,人们通常把减毒活疫苗以外的疫苗都统称为灭活疫苗。(注:本书中提到的灭活疫苗均指减毒活疫苗以外的非活性疫苗。)

 知识链接

人工主动免疫和人工被动免疫

人体的免疫应答分为两种,主动免疫和被动免疫。人工主动免疫是指接种疫苗,给身体一定的时间,自己产生抗体。人工被动免疫常用的生物制品有抗毒素、丙种球蛋白、抗菌血清、抗病毒血清、免疫调节剂等,可以立即提供"武器",阻断病菌的侵害,主要用于治疗或紧急预防。常见的需要被动免疫的情况是暴露于狂犬病毒或破伤风病毒后。

4. 什么是免疫规划疫苗和非免疫规划疫苗?

免疫规划疫苗(以前叫"第一类疫苗",俗称"免费疫苗")是指居民应当按照政府的规定接种的疫苗,包括国家免疫规划确定的疫苗,省、自治区、直辖市人民政府在执行国家免疫规划时增加的疫苗,以及县级以上人民政府或者其卫生健康主管部门组织的应急接种或者群体性预防接种所使用的疫苗。各地的免疫规划疫苗种类和接种程序可能会有所不同。非免疫规划疫苗(以前叫"第二类疫苗",俗称"自费疫苗")是指由居民自愿接种的其他疫苗。

目前我国的儿童国家免疫规划疫苗有以下11种(表3)。

表3　国家免疫规划疫苗儿童免疫程序

疫苗名称	接种年（月）龄													
	出生时	1月	2月	3月	4月	5月	6月	8月	9月	18月	2岁	3岁	4岁	6岁
卡介苗	1													
乙肝疫苗	1	2					3							
脊灰灭活疫苗			1	2										
脊灰减毒活疫苗					1									
百白破疫苗				1	2	3				4				
白破疫苗														1
麻腮风疫苗								1		2				
乙脑减毒活疫苗								1			2			
或乙脑灭活疫苗								1,2			3			4
A群流脑多糖疫苗							1		2					
A群C群流脑多糖疫苗												1		2
甲肝减毒活疫苗										1				
或甲肝灭活疫苗										1	2			

注：1. 选择乙脑减毒活疫苗接种时，采用2剂次接种程序。选择乙脑灭活疫苗接种时，采用4剂次接种程序；乙脑灭活疫苗第1、2剂同隔7~10天。

2. 选择甲肝减毒活疫苗接种时，采用1剂次接种程序。选择甲肝灭活疫苗接种时，采用2剂次接种程序。

国家规定,接种免疫规划疫苗不得收取任何费用。接种非免疫规划疫苗时,可以收取疫苗费用和接种服务费。接种服务费的收费标准由省、自治区、直辖市相关部门制定,所以各地收费可能会不同,发票上一般会把接种服务费和疫苗的价格分开列出。

5. 国产疫苗好还是进口疫苗好?

有人问国产和进口疫苗价格差距较大,它们之间的效果有差别么? 实际上,绝大多数疫苗只有国产或者进口其中一种,没得选,比如五联疫苗目前只有进口的,比如麻腮风疫苗、水痘疫苗目前只有国产的。同时有国产和进口疫苗的有乙肝疫苗和狂犬病疫苗等,主要是规格和工艺不同,可以仔细阅读说明书,结合价格因素综合考虑,不过进口的乙肝疫苗和狂犬病疫苗相对于国产的并没有明显优势,免疫效果是接近的。

我国免费接种的免疫规划疫苗绝大多数都是国产疫苗,但是有些非免疫规划疫苗目前只有进口的,那么可以选择进口疫苗,比如五联疫苗、五价轮状病毒疫苗、九价HPV疫苗。根据我国疫苗可预防传染病每年的发病数来看,国产疫苗是有效且安全的,可以放心接种。

感染乙肝病毒后转为慢性的可能性取决于被感染时的年龄,6岁以下儿童感染乙肝病毒后发展为慢性乙肝的可能性最大,健康成人感染乙肝病毒后只有不到5%的人会转为慢性乙肝,所以衡量乙肝疫苗的免疫效果要看儿童的乙肝病毒感染率。我国2015年发布的第三次全国乙肝血清流行病学调查显示,我国5岁以下儿童乙肝表面抗原携带率仅0.32%,比1992年的9.67%下降了96.7%。联合国儿童基金会驻华办事处卫生与营养及水和环境卫生处处长谢若博(Robert Scherpbier)说:"由于亚洲大部分的乙肝感染为母婴传播或发生在儿童幼年时期,所以如此低水平的5岁以下儿童乙肝表面抗原携带率确实是了不起的成绩。这样的成绩反映了强有力的免疫接种项目投入的重要性。"这也充分证明了我国国产乙肝疫苗的有效性。

另外,虽然我国已经连续几年没有白喉和脊髓灰质炎发病病例,但百白破疫苗、白破疫苗和脊灰疫苗仍然要继续接种,因为国外还有发病,如果我国停止疫苗接种,免疫屏障消失,就可能由境外输入病例造成疫情暴发。比如我国1994

年开始就没有了本土脊髓灰质炎野病毒引起的脊髓灰质炎病例，2000年世界卫生组织认证我国实现了无脊髓灰质炎目标，但2011年新疆又发生了由巴基斯坦输入的脊髓灰质炎野病毒引起的疫情。只有像天花那样，全世界范围内把病菌封存在实验室里了，才能考虑停止接种疫苗。

6. 什么是多价疫苗和联合疫苗？

在疫苗接种选择中，大部分疫苗为单价疫苗或单联疫苗，只针对单一型（群）或一种病原微生物形成免疫应答的疫苗制剂。为了使用上的方便，有越来越多的多价疫苗或联合疫苗可供接种。

在一个剂量的疫苗中包含一种病原微生物的几个型或亚型者，称为多价疫苗，比如二价HPV疫苗、三价流感疫苗、五价轮状病毒疫苗、13价肺炎球菌疫苗。多价疫苗比单价疫苗的保护范围更广，"价"越多，保护范围就越广。

在一个剂量的疫苗中包含两种或两种以上病原微生物或其产物，称为联合疫苗，比如百白破三联疫苗、麻腮风三联疫苗、百白破-脊灰-Hib五联疫苗。多联疫苗不是几种疫苗的简单混合，而是要经过重新研制和审批的新疫苗。因为制备联合疫苗必须保证其中各种成分之间不发生免疫干扰现象，也就是不降低其中各种免疫成分的免疫效能。

在疫苗安全有效的前提下，联合疫苗具有接种一种疫苗可以同时预防多种疾病的优势，接种后可以对几种疾病产生免疫保护作用，能明显减少接种次数，从而也减少了接种疫苗后发生偶合的概率（偶合即发病原因并不是疫苗接种造成的，但恰巧在接种疫苗后出现病症）。比如五联疫苗包含了百白破、脊灰灭活疫苗和Hib疫苗的成分，如果分开接种，一共要打12针，而使用五联疫苗只要打4针，减轻了8次打针的痛苦，也大大方便了安排其他疫苗接种计划。

联合疫苗是一种经济又高效的选择，也是疫苗发展的必然趋势。如今，全球已有100多个国家或地区在使用联合疫苗了。

第二章
科学接种疫苗

1. 提高孩子免疫力的方法

轮状病毒导致的腹泻、诺如病毒导致的胃肠炎、流感等都是每年秋冬季节的常见病，换季时节很多孩子会频繁生病，家长们很着急：孩子是不是免疫力太弱了？吃什么食物能够快速增强孩子的免疫力？

经常生病 ≠ 免疫力低下

家长们通常觉得孩子生病就是免疫力弱，那么经常感冒发热就是免疫力弱吗？其实绝大多数都不是。

不要轻易认为孩子免疫力弱，孩子如果出现下面的情况，才可能是免疫功能低下：

① 总是生病并明显伴有生长发育落后；

② 每次生病都不能自行好转，需要静脉输液或者住院治疗；

③ 每次细菌性感染，要使用 2 个月以上的抗生素，效果还不好；

④ 每次生病都是严重感染，比如脑膜炎、败血症。

人体的免疫系统精密复杂

免疫系统是一个很复杂的系统，包含了很多器官、免疫细胞和细胞因子。免疫系统的运转是很"智能"的，它追求的不是保持强大，而是维持平衡。目前，科学家尚未研究清楚免疫系统到底需要多少数量的哪种类型的免疫细胞才能达到免疫最佳水平。

免疫细胞不是越多越好

其实,一味地增加体内免疫细胞的数量也不一定是好事。很多疾病本身并不是免疫力太弱,而是出现紊乱或失调,比如过敏、类风湿关节炎、红斑狼疮等疾病,这个时候增强免疫力可能会"火上浇油"。

提高"免疫力"的方法

◆ 足量运动

世界卫生组织建议3~17岁儿童及青少年每天至少应有累计60分钟中等到剧烈强度的身体活动,适当运动能使孩子的身体更好地建立免疫系统。

◆ 充足睡眠

睡眠的重要性怎么强调都不为过。研究发现,睡眠不足与免疫力的低下有着密切的联系。英国和荷兰的研究者认为,睡眠不足会促进夜间"颗粒性白血球"的产生。颗粒性白血球会对身体压力有直接的反应,而睡眠不足导致白血球的日夜分泌节奏出现紊乱,进而导致身体压力越发巨大,导致身体免疫力低下。

对于大脑休息来说,睡眠是最不可缺少的。优质的睡眠能够促进新陈代谢,让大脑和身体都获得良好的休息,同时睡眠还能够消解压力。

◆ 营养均衡

均衡合理的营养供给是增强抵抗力的必备基础。母乳中含有多种免疫因子,有助于增强婴儿的抗感染能力。世界卫生组织建议坚持母乳喂养至2岁或2岁以上;同时,建议应在婴儿满6个月时添加辅食。添加辅食后,最好每天都让孩子摄入谷薯类、蔬菜水果类、畜禽鱼蛋奶类、大豆坚果类、油脂类这五大类食物,量不必多但需种类丰富,避免摄入的营养成分太单一,膳食平衡才能保证营养均衡。

◆ 家居环境不过度消毒

一般情况下,家里保持清洁就可以,不需要过度消毒。特别是家居环境人员稳定,没有外来污染源,以清洁为主,不必每天消毒多遍。

消毒的目的是杀灭或清除传播媒介上的病原微生物,但是很多化学消毒剂有一定腐蚀性,对呼吸道、黏膜、皮肤也有刺激性,过多使用可能对人体有害。

◆ 接种疫苗

疫苗接种能刺激身体产生相应的抗体,是提高相应疾病免疫力非常重要的方法。疫苗是孩子的保护伞,也是一道健康防火墙,按时给孩子接种疫苗,让孩子做好应对疾病的准备。

2. 每个孩子都有一本预防接种证

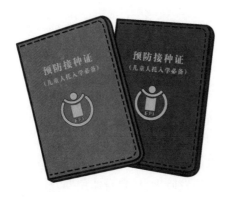

我国对儿童实行预防接种证制度。在儿童出生后1个月内,监护人应当到儿童居住地承担预防接种工作的接种机构或者出生医院为其办理预防接种证(因为卡介苗和第1剂乙肝疫苗一般是在出生后24小时内接种的,所以在医院出生的孩子,预防接种证一般是在出生医院办理的,如果没拿到,可以在出院前咨询医院)。预防接种证一定要保管好,以后入托儿所、上幼儿园和小学、出国留学等都要用到,即使长大成人后也可能需要了解接种史。

3. 接种疫苗前的准备

(1)饮食。接种疫苗前后几天最好不要给孩子吃未吃过的食物,以免发生过敏反应时分不清是食物引起的还是疫苗引起的。

(2)预防接种证。去接种疫苗之前,要把孩子的预防接种证准备好,并检查和确认预防接种证里安排的下一次接种时间及疫苗。错过疫苗接种时间的话可以补种,但一般不能提前接种。

(3)居住证明或户口证明。第一次去一个新的地点接种疫苗需要提供居住证明或户口本等证件。

(4)了解接种机构的工作时间。有些接种单位并不是每天都提供疫苗接种服务的,成人和儿童的接种时间也可能不同,各地疾病预防控制中心的网站一般都会公示当地预防接种机构的名称、地址、联系电话、接种时间等,可以事先了解好,以免白跑一趟。

(5)预约。有些接种机构在接种疫苗之前要提前通过微信公众号等方式预约接种时间,如果没有预约,只能在接种机构视预约数量,安排现场取号排队接种。

(6)留意孩子的身体状况。如果接种当天孩子有严重的急性感染或一些慢性疾病的急性发作,一般不适合接种疫苗,需要在孩子身体恢复后再进行接种。

(7)穿衣。注射类疫苗一般是在大腿前外侧或上臂三角肌注射,接种当天要为孩子穿着合适的衣服,方便接种时露出注射部位,尽量不要穿连体衣等不易穿脱的衣服。

(8)准备现金。接种免疫规划疫苗是不需要支付任何费用的,但如果想选择用非免疫规划疫苗来代替某些免疫规划疫苗,或接种免疫规划疫苗中没有的非免疫规划疫苗时,就要支付疫苗费用和接种服务费,有的接种机构不能使用手机支付或银行卡支付,所以最好准备一点现金。

(9)取号。即使已经提前预约,到达接种机构后,也可能需要在机器上取号,然后等候叫号进行登记和接种。

4. 接种疫苗的注意事项

注射疫苗针剂时,家长们可以安慰孩子:"打针只有一点点痛,很快就好了。"和孩子说说话,分散他的注意力,配合接种人员,固定住孩子的接种部位,避免接种时孩子活动、哭闹而影响接种。如果是注射类的疫苗,在注射后接种人员通常会给家长一根棉签按住注射部位几分钟,等针眼不出血后再把棉签扔到指定的垃圾箱里。

接种完疫苗后,不要马上离开,应该留在接种机构的留观室观察30分钟,没有异常反应再离开。留观时不要让孩子站立或走动,以免发生晕厥,应该让孩子静坐或抱着孩子。万一发生严重过敏反应的话,接种机构也会有急救的药物和器械,可以及时救治。

接种疫苗后,如果要外出旅行,记得随身携带孩子用的退热药,因为接种疫苗后可能会引起发热。其实,即使没有接种疫苗,和孩子外出旅行时最好都随身携带退热药,因为孩子发热是很常见的。

接种疫苗后不需要多喝水,正常饮食就行。

5. 患有哪些疾病不能接种疫苗?

狂犬病一旦发病就无法救治,几乎百分之百死亡,所以如果暴露于狂犬病病毒,接种狂犬病疫苗没有任何禁忌证。

除狂犬病疫苗以外,其他疫苗都有禁忌证。疫苗接种的一般禁忌证包括:正在患有严重疾病,尤其是处于活动期的疾病(比如未控制的癫痫);急性感染性疾病正在发热(比如流感);对疫苗成分过敏等。

患有影响正常生活的严重疾病,比如严重的心脏病、肝肾功能疾病等,严重哮喘、速发性过敏反应、活动型结核病等,要先治疗,再接种。

严重营养不良、严重佝偻病,不宜接种;但如果孩子只是稍偏瘦,或只是轻微的缺钙表现,是可以正常接种疫苗的。

最近才出现的腹泻,不论是病毒、细菌感染,还是消化不良引起的,等腹泻好转后再接种。**注意,对于腹泻的孩子要注意观察肛门周围是否有肛周脓肿,如果有,要请医生进行评估后再进行接种。**

有免疫缺陷疾病、白血病、恶性肿瘤、脾脏切除而免疫功能受到抑制者,一般不能接种减毒活疫苗,而需要用灭活疫苗来代替,尤其是患有原发性免疫缺陷病的儿童,禁止口服脊灰减毒活疫苗(OPV)。有免疫缺陷的儿童不能接种活疫苗,但一般可以接种灭活疫苗。

每种疫苗的禁忌证可能不同,具体应查阅疫苗的说明书。接种疫苗前,工作人员一般通过询问或简单体检来判断是否可以接种疫苗。

6. 使用哪些药物后不能接种疫苗?

(1)口服或注射抗生素后,至少3天后再接种口服伤寒疫苗,至少过14天再接种口服霍乱减毒活疫苗。

(2)如果既要使用氯喹进行抗疟疾预防,又要接种霍乱减毒活疫苗,应该在使用氯喹10天前接种口服霍乱减毒活疫苗,以免霍乱减毒活疫苗失效。

（3）接受利妥昔单抗治疗的患者，应该在末次剂量5个月后再接种疫苗。

（4）大多数临床医师建议，使用大剂量[剂量≥2mg/（kg·d）或≥20mg/d泼尼松或相当于泼尼松剂量]糖皮质激素治疗14天以上者，在停用激素至少1个月后再接种减毒活疫苗，也有国内专家建议停用3个月再接种减毒活疫苗，但是通过皮肤、眼部、鼻腔吸入，或通过关节腔、囊、肌腱注射等途径使用激素，不属于减毒活疫苗的禁忌证。

（5）使用非生物制剂类免疫抑制剂，在治疗结束后至少3个月再接种减毒活疫苗，比如下面这些：

① 细胞毒类药物，如硫唑嘌呤、甲氨喋呤、环磷酰胺、霉酚酸酯等；

② 真菌产物，如环孢素、他克莫司、西罗莫司等。

（6）使用静脉注射免疫球蛋白（IVIG）后，要过一定时间（表4）后再接种含麻疹或水痘成分的疫苗（比如麻腮风疫苗、水痘疫苗、四痘疫苗），其他疫苗在疾病痊愈后就可以接种。如果接种含麻疹或水痘成分的疫苗后2周内必须使用免疫球蛋白的话，建议在使用免疫球蛋白后过了间隔期再重新接种该剂次的疫苗。

表4　使用IVIG与接种含麻疹或水痘疫苗的间隔期推荐表

IVIG使用情况	IVIG使用剂量（mg/kg）	接种含麻疹或水痘成分疫苗的间隔期（个月）
免疫缺陷替代治疗	300~400	8
水痘暴露后预防	400	8
治疗免疫性血小板减少性紫癜	400	8
	1 000	10
治疗川崎病	2 000	11

资料来源：上海市医学会儿科专业委员会免疫学组，上海市免疫学会儿科临床免疫专业委员会，上海市预防医学会免疫规划专业委员会.免疫异常儿童疫苗接种（上海）专家共识[J].临床儿科杂志，2014，32（12）：1181-1190.

除了使用的药物以外，还要根据孩子所患的疾病和病情来决定是否可以接种疫苗。

7. 对鸡蛋等过敏还能接种疫苗吗?

多年以前,我国不建议对鸡蛋过敏的儿童接种麻疹类疫苗和流感疫苗,对牛奶过敏的儿童不可口服"小糖丸"(脊灰减毒活疫苗)。如今,疫苗的生产工艺改进了许多,已经不再有这样的限制了。无论是对鸡蛋、牛奶,还是其他食物过敏,都不影响孩子接种这几种疫苗。

鸡蛋过敏主要是对鸡蛋中的卵清蛋白过敏,需要使用鸡蛋生产的疫苗有含麻疹或腮腺炎成分的疫苗、鸡胚细胞狂犬病疫苗、流感疫苗和黄热病疫苗,但只有黄热病疫苗里面含的卵清蛋白量才可能具有临床意义。

如果曾经吃生鸡蛋或熟鸡蛋后发生过敏反应,应该由过敏反应专科医师评估是否可以接种黄热病疫苗。鸡蛋过敏的人在接种黄热病疫苗前应接受疫苗皮试,如果疫苗皮试结果为阴性,可按照常规方式接种疫苗,但在接种后需观察至少30分钟;如果疫苗皮试结果阳性,也不是不可以接种,可以按逐次加量的方式进行接种。

对于含麻疹和腮腺炎成分的疫苗、鸡胚细胞狂犬病疫苗,《中华人民共和国药典》(2010年版)和新的疫苗说明书都已经不再把鸡蛋过敏作为疫苗接种的禁忌了,对鸡蛋过敏的人可以按常规方式接种这些疫苗。

对于流感疫苗,《中国流感疫苗预防接种技术指南(2019—2020)》中表示,《中华人民共和国药典》(2015年版)未将对鸡蛋过敏作为禁忌。药典规定流感疫苗中卵清蛋白含量应不高于500 ng/mL,当前疫苗中的卵清蛋白含量已大大低于国家标准。国外学者对于鸡蛋过敏者接种流感灭活疫苗(IIV)或流感减毒活疫苗(LAIV)的研究表明不会发生严重过敏反应。美国免疫实践咨询委员会(ACIP)自2016年开始建议对鸡蛋过敏者也可以接种流感疫苗。

至于其他过敏,只要不是对疫苗的成分(包括辅料)过敏,也不是处于过敏的急性发作期,就可以接种疫苗。

8. 能否更换厂家或预防接种地?

最好使用同一厂家的疫苗来完成接种程序,如果无法实现,可以使用其他厂家的疫苗来完成接种程序。

我国的预防接种实行居住地管理,儿童离开原居住地期间,由现居住地的接种机构负责对其实施接种。到一个新地方长期居住时,持居住证明和预防接种证到现居住地接种机构办理登记手续(具体需要的材料应咨询接种机构),并预约下一次接种疫苗的时间。一般不用更换预防接种证,但不同地区接种疫苗的种类和程序可能不同,在哪里居住就按哪里的程序进行接种。

9. 不同的疫苗能不能同时接种?

疫苗同时接种是指同一接种对象在一个自然日内,在身体不同部位同时接种两种以上疫苗。

科学证据表明,同时接种几种疫苗并不会对儿童的免疫系统带来不良影响,同时接种几种疫苗也已经在长期实践中被证明是安全有效的。世界卫生组织(WHO)关于疫苗的立场文件和美国免疫实践咨询委员会(ACIP),以及其他国家推荐的疫苗接种程序都支持≥2种疫苗同时接种,国内外相关研究证明同时接种不会降低疫苗的安全性和有效性。

我国《国家免疫规划疫苗儿童免疫程序及说明》(2016年版)规定:"现阶段的国家免疫规划疫苗均可按照免疫程序或补种原则同时接种,两种及以上注射类疫苗应在不同部位接种。"

同时接种多种疫苗的优势:

① 更方便安排疫苗接种程序,按照推荐的接种程序接种可以使孩子及时获得保护;

② 同时接种疫苗可以减少家长和孩子前往接种单位的次数;

③ 同时接种疫苗也可以减轻接种工作人员的工作量,比如分开接种的话,

每次都要进行疫苗禁忌证的询问、登记、核对,同时接种的话就只要进行一次。

两种及以上国家免疫规划使用的注射类减毒活疫苗,如果未同时接种,应间隔≥28天进行接种。国家免疫规划使用的灭活疫苗和口服脊灰减毒活疫苗,如果与其他种类国家免疫规划疫苗(包括减毒和灭活)未同时接种,对接种间隔不作限制。

10. 免疫规划疫苗和非免疫规划疫苗
能不能同时接种?

在我国,各地对于非免疫规划疫苗同时接种的规定不同。

上海市

《上海市预防接种工作规范》(2017年版)规定:如果免疫规划疫苗和非免疫规划疫苗接种时间发生冲突,原则上应优先接种免疫规划疫苗,但在特殊情况下,用于预防紧急疾病风险的非免疫规划疫苗,如狂犬病疫苗、黄热病疫苗或其他需应急接种的疫苗,可优先接种。

广东省

自2018年7月起,广东省实施免疫规划疫苗和非免疫规划疫苗预防接种异常反应补偿基础保险工作,为广东省免疫规划疫苗和非免疫规划疫苗同时接种提供了保障。根据《广东省多种疫苗同时接种指导意见》(2019年版),免疫规划疫苗和已投保基础保险的非免疫规划疫苗,在不违反国家免疫程序、疫苗说明书等前提下可同时接种;已投保基础保险的非免疫规划疫苗之间,在不违反疫苗说明书等前提下可同时接种。

依照疫苗说明书暂不推荐同时接种的疫苗:

① 不推荐与其他疫苗同时接种的疫苗:五联疫苗、四联疫苗、13价肺炎球菌疫苗、二价HPV疫苗和四价HPV疫苗;

② ACYW$_{135}$群流脑多糖疫苗不得与百日咳菌体疫苗和伤寒菌体疫苗同时接种。

浙江省

2019年发布的《浙江省疫苗接种方案》规定:免疫规划疫苗和非免疫规划疫苗均可按照免疫程序或补种原则同时接种,非免疫规划疫苗说明书中有特别说明的情况除外。

另外,中国疾病预防控制中心在2020年3月16日发布的《因新型冠状病毒肺炎疫情防控疫苗迟种补种技术方案》中建议:推迟接种的非免疫规划疫苗也建议及时补种,免疫规划疫苗和非免疫规划疫苗可以同时接种。

11. 可以接种哪些非免疫规划疫苗? 如何安排接种程序?

因为我国各个地方对同时接种多种疫苗和不同疫苗的接种间隔时间规定不同,所以最简单的办法是先确定要接种哪些非免疫规划疫苗,当孩子到了相应疫苗的最小接种年龄,就联系接种机构表示想要接种相应的疫苗,请工作人员帮忙安排接种时间(表5)。

表5　各年龄可接种疫苗

年龄	可接种疫苗
出生时	卡介苗; 乙肝疫苗第1剂
1月龄	乙肝疫苗第2剂
6周龄	五价轮状病毒疫苗第1剂; 13价肺炎球菌疫苗第1剂
2月龄	五价轮状病毒疫苗第2剂; 13价肺炎球菌疫苗第2剂; 五联疫苗第1剂(可代替免费的百白破、脊灰疫苗和自费的Hib疫苗); 如果没有五联,可以打AC流脑-Hib疫苗(可代替免费的A群流脑疫苗和自费的Hib疫苗); 如果不打五联,就打免费的脊灰疫苗第1剂(灭活疫苗)
3月龄	五价轮状病毒疫苗第3剂; 13价肺炎球菌疫苗第3剂; 五联疫苗第2剂[或免费的脊灰疫苗第2剂(灭活疫苗)、百白破疫苗第1剂]; 或者用四联疫苗代替免费的百白破和自费的Hib疫苗; 如果不打AC流脑-Hib和四联,就打单独的A群C群流脑结合疫苗(可代替免费的A群流脑多糖疫苗)和Hib疫苗

（续表）

年龄	可接种疫苗
4月龄	五联疫苗第3剂[或免费的脊灰疫苗第3剂(减毒活疫苗)和百白破疫苗第2剂]
5月龄	如果不打五联和四联,就打免费的百白破疫苗第3剂
6月龄	乙肝疫苗第3剂; 手足口病疫苗第1剂; 流感疫苗(一般每年9~10月上市)
7月龄	手足口病疫苗第2剂
8月龄	麻腮风疫苗第1剂; 乙脑减毒活疫苗第1剂(或乙脑灭活疫苗第1剂和第2剂,间隔7~10天)
9月龄	如果不打A群C群流脑结合疫苗或AC流脑–Hib疫苗,就打免费的A群流脑多糖疫苗第1剂。 *黄热病疫苗
12月龄	13价肺炎球菌疫苗第4剂; 水痘疫苗第1剂
18月龄	五联疫苗第4剂(或免费的百白破疫苗第4剂); 麻腮风疫苗第2剂; 甲肝灭活疫苗第1剂(或甲肝减毒活疫苗1剂)
2岁	乙脑减毒活疫苗第2剂(或乙脑灭活疫苗第3剂); 甲肝灭活疫苗第2剂; 高危人群可接种23价肺炎球菌疫苗1剂(健康儿童不用); *霍乱疫苗
3岁	ACYW₁₃₅群流脑多糖疫苗第1剂(或免费的A群C群流脑多糖疫苗第1剂)
4岁	如果不打五联,就接种免费的脊灰疫苗第4剂(减毒活疫苗); 水痘疫苗第2剂; 如果只打过1剂含腮腺炎成分的疫苗,建议再打1剂(麻腮风或腮腺炎或麻腮疫苗)
6岁	白破疫苗1剂; ACYW₁₃₅群流脑多糖疫苗第2剂(或免费的A群C群流脑多糖疫苗第2剂); 乙脑灭活疫苗第4剂(如果使用灭活疫苗)

（续表）

年龄	可接种疫苗
7岁	*钩端螺旋体疫苗
8岁	*森林脑炎疫苗
9岁	HPV疫苗
16岁	*戊肝疫苗 *出血热疫苗

注：*一般不常规接种，下面情况可考虑接种：1.居住在、准备前往或经过流行地区。2.发生疫情。3.疫苗说明书或相关指南推荐的高风险人群。

12. 如何查询接种记录?

很多地区都开通了预防接种记录电子查询。以上海为例，关注"上海发布"官方微信公众号，就可以查询，但只有2010年以后在接种门诊接种首剂疫苗且登记过身份证号的儿童或成人才能查询到，如果曾在不同接种门诊建过档的则无法查询。

第一步：关注微信公众号"上海发布"，点击菜单栏进入"市政大厅"；第二步：

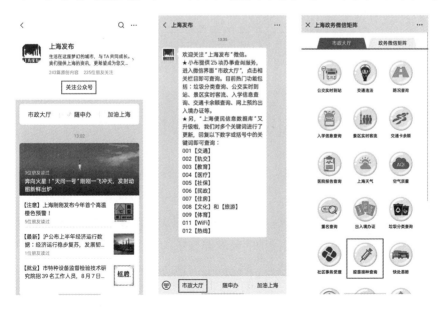

选择"疫苗接种查询",进行注册和实名认证。

① 进行注册:注册手机号须为已经完成本人实名认证的手机号,否则下一步无法完成认证(以机构名义办理认证的手机号无法通过后续认证)。

② 实名认证:填写注册手机号对应机主的真实姓名和身份证号,申请实名认证。

③ 接种查询:填写受种人姓名、证件类型及证件号,点击"立即查询"。选择最近一次接种的医院名称并确认,即可查询到接种记录和下一次接种的信息等。

13. 外出旅游如何选择疫苗?

如果家长要带孩子出国旅游,在出国前,需要确认是否已经接种了前往目的地国家推荐的疫苗,核查疫苗接种记录是否完整。

由于传染病流行具有地域特点,特别是在一些发展中国家和卫生条件差的地区,疫苗可预防许多发病率较高的疾病。因此,出国前需要确认已接种目的地国家要求接种的疫苗,以及接种记录是否完善。

由于疫苗接种后机体产生达到保护水平的抗体大约需要4周时间,因此,应在出国前4周完成所有疫苗的接种。如果所在接种点没有储备相应的疫苗,也可以到所在地区的出入境检验检疫部门的预防接种门诊进行接种,并注意核实旅行地国家是否需要接种黄热病疫苗的纸质凭证。

14. 准备出国留学该如何办理预防接种证?

准备出国留学可以提前到当地的出入境检验检疫部门办理中国预防接种证的翻译。准备出国留学的孩子,监护人要携带孩子的预防接种证到当地的出入境检验检疫部门进行相关咨询。检疫人员将根据所前往目的地国家的疾病流行情况,根据当地对入境者疫苗接种的要求和孩子的中国预防接种证上的接种史,推荐出境者出国前应接种的疫苗,并完成中国预防接种证的翻译工作。

第 三 章

疫苗接种常见问答

1. "1个月"按多少天计算?

疫苗接种中的"1个月"可以按28天计算,两剂疫苗间隔至少1个月,则表示间隔应≥28天。间隔为多个月的,可以按每个月28天类推,比如两剂疫苗间隔至少2个月的,间隔天数可以是28×2=56天。在实际工作中,通常采用自然月推算的方法,比如这个月3号到下个月3号为一个月,所以,疫苗接种的"1个月"可能是28~31天。

2. "1月龄"按多少天计算?

"1月龄"通常指出生后满1个月到满2个月前。在疫苗接种中,"1个月"最小可以按28天计,所以"1月龄"最小可以是出生后满28天,最大可以是出生后第61天(第62天就是满2月龄了)。同理,"2月龄"就是指出生后满2个月到满3个月前。

3. 疫苗为什么不能注射在臀部?

疫苗接种通常不推荐注射在臀部,因为有损伤坐骨神经的风险。虽然没有报告显示目前使用的儿童疫苗在臀部注射会直接引起坐骨神经损伤,但有报告显示在臀部注射抗生素或抗血清之后出现坐骨神经损伤的情况。如果需要在臀部注射的话,要小心谨慎以避免神经损伤,尽量避免在臀部中央区域注射,应该在外上 1/4 区域注射,针头应朝前,不应指向骶部,也不应垂直于皮肤表面。也可使用臀部腹侧区,因为这里没有大的神经血管。因为免疫球蛋白的注射量大,而臀部有较大的肌肉块,所以臀部有时会用来注射免疫球蛋白。另外,乙肝疫苗和狂犬病疫苗如果注射在臀部而不是说明书推荐的上臂或大腿前外侧的话,可能会大大降低疫苗的免疫原性。

4. 疫苗为什么有的注射在大腿有的注射在手臂?

大腿前外侧的股四头肌是最常用作婴儿肌内注射的部位,因为婴儿大腿的肌肉更大。上臂三角肌是较大儿童和成人肌内注射的推荐部位,因为有报告显示18月龄以上孩子在大腿前外侧做肌内注射可能引起短暂跛行;而对于会自己走路的孩子来说,他的上臂三角肌通常已经足够用于疫苗接种。

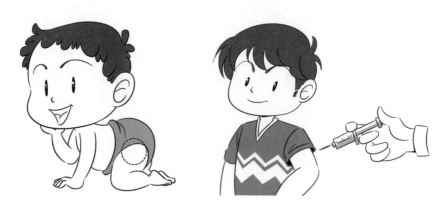

5. 接种疫苗后有哪些不良反应?

不良反应可分为一般反应和异常反应。一般反应指在免疫接种后发生、由疫苗本身固有特性引起的,对机体只会造成一过性生理功能障碍的反应。其又可细分为全身反应与局部反应。

全身反应的临床表现包括发热、头痛、头晕、乏力、全身不适等情况,一般持续1~2天,个别可出现恶心、呕吐、腹泻等胃肠道症状,通常加强观察即可。

局部反应的临床表现为接种部位出现红肿伴疼痛,红肿范围通常不大,一般24~48小时逐步消退。

异常反应指合格的疫苗在实施规范接种过程中或者实施规范接种后,造成受种者机体组织器官、功能损害,相关各方均无过错的药品不良反应。预防接种异常反应可由疫苗本身固有特性和受种者个体因素所引起,其发生率极低。异常反应的表现与一般反应不同,如过敏性皮疹、血管性水肿、热性惊厥、卡介苗淋巴结炎,甚至极罕见的过敏性休克等。当发生异常反应时,需要到正规的医院进行临床处置,绝大多数异常反应经过治疗后不会遗留永久性损害。

因为个体差异或者病情进展,有的孩子在疫苗接种后可能会出现原有疾病症状加重的情况。我们应该评估这个病情加重是疫苗的不良反应还是疾病本身的变化引起,同时及时建议家长到医疗机构(而不是接种门诊)面诊评估,同时告知接种医师。

6. 接种后发热怎么办?

发热(俗称"发烧")是疫苗接种后常见的不良反应,如果孩子精神状态好的话,一般不需要特别干预;如果精神状态变差,可以口服退热药(如布洛芬或者对乙酰氨基酚),退热药不会影响疫苗效果;如果精神持续萎靡、异常哭闹或有其他令人担忧的表现,建议就医面诊。一般疫苗引起的发热会在24~48小时逐步消退,不必因担心发热而不接种疫苗。

7. 接种后局部红肿和硬结怎么办？

接种后的发热属于全身性一般反应，而红肿和硬结属于局部一般反应。

少数受种者在接种疫苗后数小时至24小时，局部出现红肿伴疼痛，一般在24～48小时逐步消退。部分受种者接种含吸附剂的疫苗（如百白破），会出现因注射部位吸附剂未完全吸收，刺激结缔组织增生，而形成硬结。

红肿和硬结直径＜15 mm的局部反应，一般不需任何处理。红肿和硬结直径在15～30 mm的局部反应，可用干净毛巾先冷敷，出现硬结时可热敷，每次10～15分钟，每日数次。红肿和硬结直径≥30 mm的局部反应，应及时到医院就诊。

注意：接种卡介苗出现的局部红肿，不能热敷。接种卡介苗2周左右，局部可出现红肿浸润，随后化脓，形成小溃疡，大多在8～12周后结痂（俗称"卡疤"），一般不需处理，但要注意局部清洁，防止继发感染。

8. 接种后当天能不能洗澡？

传统观念认为，接种疫苗后当天不能洗澡，一些接种人员也会交待说当天不要洗澡，很多家长也是这样做的，但是这样真的有必要吗？之所以有这种说法，可能是因为担心洗澡时细菌会从针眼进入体内导致感染，但其实是不会的。疫苗接种和医院里普通打针一样，都是借助注射器把药物注入人体，疫苗其实也是一种药物。儿童注射器的针头很细，很多疫苗自带的注射器针更细，这么细小的针头进行一次注射，造成的伤口非常小，拔针后针道很快就被周围组织或渗血、渗液凝结封堵了，所以打针之后，用棉签按压一会，针眼止血后不再需要特别清洁或者消毒之类的护理。所以接种疫苗后，只要针眼没有出血了，只要你愿意，随时都可以洗澡。

有些孩子接种疫苗洗澡后出现了发热等情况，很多家长会以为是因为洗澡着凉引起的，但其实接种疫苗后出现轻微的发热、头痛、肌肉酸痛，都属于疫苗引起的正常反应，跟洗澡没有关系，通常过一两天就没事了。

9. 如何避免疫苗接种的不良反应带来的危害？

接种疫苗后在门诊留观30分钟很重要。首先，留观30分钟，观察孩子是否发生极罕见的急性严重过敏反应，以便一旦出现上述情况时医师及时采取救治措施。其次，家长需要确认是否已了解本次接种疫苗后可能出现的不良反应及处理办法，并留存咨询电话号码。接种疫苗当天，不要给孩子添加未吃过的辅食，不要穿新的衣物，以避免出现不良反应时，未吃过的食物或衣物引起过敏而干扰判断。

10. 接种疫苗需要分时期和季节吗？

绝大多数疫苗不需要分时期和根据季节来接种，直接按照预防接种证上的时间安排——接种就是了，但是部分疫苗建议在特定的时期和季节接种，比如流感疫苗建议在每年流感高发前（一般推荐9~10月份）接种；国产轮状病毒疫苗在秋季腹泻高发前（一般推荐7~8月份）接种。

11. 疫情等特殊时期前往
预防接种机构会有感染风险吗？

部分孩子的预防接种集中在社区预防接种科或私立医院的预防接种门诊，这些医院在疫情期间可能并非定点发热门诊，不接受发热患者的诊断和治疗，并且也都加强了消毒及隔离措施。

这里给家长们几个小提醒：

（1）建议出发前先拨打预防接种机构的电话，确定是否正常开放、是否有要接种的疫苗、是否适合接种，尽量错峰出行。

（2）请家长和孩子都做好个人防护,戴上口罩。太小的孩子,不能配合戴口罩,或者没有跟孩子脸型相匹配的口罩时,建议可以把孩子背在身上,脸面向家长,再用哺乳巾给孩子脸部遮挡,或者可考虑撑伞或选择带有防护罩(伞盖)的婴儿推车进行防护。总之,尽可能护住孩子的口鼻,避免接触到别人的飞沫。

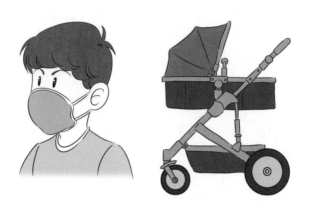

（3）疫情期间,如果家庭有车,尽量自驾出行,避免乘坐公交或地铁等人流较大的公共交通。

（4）每位儿童只由一名家长陪同,从接种门诊专用通道进入,一般接种门诊都有专门的入口,家长应避免进入发热门诊、急诊等区域。

（5）疫苗选择时优先考虑多联疫苗(比如五联疫苗、四联疫苗),与接种机构沟通在相关政策允许范围内同时接种多种疫苗,同时基于科学前提与相关规范安排疫苗接种间隔时间,提高传染病防控效率,以减少前往接种机构的次数。

（6）接种后,在留观室或人少区域留观30分钟,但不要远离接种门诊。

（7）避免孩子触摸医院的公共设施,如有触摸,及时洗手。

12. 有感冒或皮疹时能否接种疫苗?

处在急性疾病期或最近患过急性疾病,到底是按原计划接种疫苗还是推迟接种？这取决于病因和疾病的严重程度。

如果孩子刚刚出现发热、咳嗽、流涕、鼻塞等感冒症状,或症状较重(比如精神状态很不好、剧烈咳嗽、气促等),一般不建议接种疫苗。适当地推迟接种不会影响孩子的健康,也不会影响疫苗产生抗体,但如果孩子已经生病或治疗了一段时间,处于疾病康复期,症状很轻微或已基本消失,就不再属于"正处于疾病的急性发作期",在停药3天后(并且不是处于传染病的隔离期),就可以进行正常的疫苗接种。

接种疫苗不会加重湿疹的症状,湿疹较轻时可以接种各类疫苗,但接种时应避开有湿疹的部位。

孩子本身因皮炎或荨麻疹急性发作的时候,如果接种了疫苗,一旦出现疫苗反应,难以区分是由疫苗引起的,还是自身疾病引起的皮疹。所以,当出现明显的较大面积的皮疹时,应该暂缓接种,待皮疹基本消退后再安排接种。

13. 因治疗正在使用药物能否接种疫苗?

如静脉注射大剂量类固醇激素、肿瘤治疗药物、环孢素等免疫抑制剂、输血等会影响免疫功能,一般需停药3个月后再接种疫苗。

如果由各种原因导致使用了含抗体的产品,比如免疫球蛋白、高价免疫球蛋白、丙种球蛋白等,需要间隔至少3个月再接种麻风疫苗、麻腮风疫苗、水痘疫苗(可参考本书附录二)。

其他药物,比如抗过敏药、止咳药等药物本身是不影响疫苗接种的,但是急性发作的疾病需要等稳定控制住后再去接种疫苗。

14. 感染痊愈后,是否还需要接种相应疫苗?

需要根据具体情况来看。

有些疾病只由一种病原体引起,痊愈后可获得持久、稳固的免疫力。明确诊断痊愈后不需要再接种相应疫苗,比如水痘。

有些疾病再次感染的症状较轻,明确诊断痊愈后也可以不再接种相应疫苗,比如轮状病毒感染。

有些疾病痊愈后可以获得比较持久的免疫力,但相应的疫苗为联合疫苗,为预防另一种或者几种传染病,仍需要接种相应疫苗,比如麻疹、风疹、流行性腮腺炎和百日咳、白喉、破伤风。

有些疾病由多种病原体引起，或者病原体有多个类别，痊愈后仍可能再次患病，需要接种疫苗，比如流感，肺炎、手足口病等。

这里需要强调的是，如果反复感染或者严重感染，建议请专科临床医师面诊，评估是否存在导致反复感染的基础疾病，比如免疫缺陷病等。

15. 接种了"问题疫苗"会有什么危害？

需要具体看疫苗是哪方面不合格，比如长春长生及武汉生物的百白破疫苗曾在2017年被查出效价不合格，专家表示，接种了这些问题疫苗，其结果是保护力可能不够，或和没接种一样，患相关疾病的风险较高，但疫苗本身不会有安全问题，不影响健康。

很多家长担心孩子接种到"问题疫苗"，会带来其他后遗症。实际上，疫苗的常见不良反应包括局部的红肿热痛、发热、过敏等，一般都比较轻微。而全身过敏反应等比较严重的情况，发生率很低。对大多数人来说，疫苗是安全的。疫苗产生的不良反应多发生在接种后的24~48小时内，后期再发生，或者造成后遗症的可能性很小。

第四章

特殊健康状态儿童的疫苗接种

1. 早 产 儿

胎龄＜37周(259天)的新生儿称为早产儿。出生体重＜2500g的新生儿称为低出生体重儿,出生体重＜1500g的新生儿称为极低出生体重儿。

除了卡介苗和乙肝疫苗以外的疫苗,早产儿都可以正常接种。

卡介苗:出生体重＜2500g的早产儿暂缓接种,等体重≥2500g且生长发育良好时再接种。

乙肝疫苗:乙肝表面抗原(HBsAg)阳性或不详的母亲所生的早产儿、低体重儿应在出生后24小时内尽早接种第1剂乙肝疫苗,在该早产儿或低体重儿满1月龄后,再按0、1、6月程序完成3剂次乙肝疫苗免疫(即共接种4剂)。乙肝表面抗原(HBsAg)阳性的母亲所生的早产儿,在出生后接种第1剂乙肝疫苗的同时,在不同(肢体)部位注射100IU(国际单位)乙肝免疫球蛋白(HBIG)。危重症新生儿,如极低出生体重儿、严重出生缺陷、重度窒息、呼吸窘迫综合征等,应在生命体征平稳后尽早接种第1剂乙肝疫苗。

2. 新生儿黄疸和母乳性黄疸

婴儿出生1周后通常会出现黄疸,2周左右达到高峰,然后逐渐消退,这种黄疸通常称为新生儿黄疸。母乳喂养婴儿的黄疸可延续4~12周才消退,这种黄疸称为母乳性黄疸。新生儿黄疸和母乳性黄疸的婴儿如果一般情况良好,没有其他并发症的话,应该按计划接种疫苗,否则会有感染传染性疾病的风险。

3.先天性心脏病

先天性心脏病(CHD)是胎儿期心脏及大血管发育异常导致的先天畸形。常见的先天性心脏病有较高的自愈率,比如动脉导管未闭(PDA)、室间隔缺损(VSD)和房间隔缺损(ASD)。绝大多数常见先天性心脏病都可以完全根治。

有先天性心脏病的孩子比健康的孩子更容易患感染性疾病,感染疾病后可能会加重心脏负担而危及生命,所以在可以接种的情况下更要注意疫苗接种。

(1)以下情况可以接种疫苗(流感减毒活疫苗除外):

①生长发育良好,无临床症状,心功能无异常;

②经介入治疗术后,复查心功能无异常;

③外科术后3个月,复查心功能无异常。

(2)以下情况应由专科医师评估是否可以接种:

①伴有心功能不全、严重肺动脉高压等并发症;

②复杂发绀型先天性心脏病患儿,需要多次住院手术者;

③需要专科评估的其他情况,比如免疫缺陷、感染、严重营养不良、使用免疫抑制剂的先天性心脏病患儿。

(3)先天性心脏病患儿不建议接种流感减毒活疫苗,可以接种流感灭活疫苗。

注意:卵圆孔未闭、轻度肺动脉瓣或三尖瓣反流及轻度肺动脉瓣狭窄的儿童可以正常接种疫苗。

4.食物过敏

食物过敏的儿童可正常接种各种疫苗,除非有以下情况:

（1）食物过敏的急性反应期（如并发哮喘发作、荨麻疹等）或接种部位皮肤异常（特应性皮炎等），应暂缓接种。

（2）有蛋类严重全身过敏反应史的儿童应在医疗机构监护下接种流感疫苗。

（3）对蛋类过敏者在接种黄热病疫苗前应由过敏反应专科医师进行评估并指导接种。

5.热性惊厥

热性惊厥通常是指大于6个月但不满5岁的孩子肛温38℃以上出现的惊厥，没有中枢神经系统感染或炎症，也没有可能导致惊厥的急性全身性代谢异常，以前也没发生过热性惊厥。

热性惊厥可分为单纯性热性惊厥和复杂性热性惊厥两类：

① 单纯性热性惊厥：特征是呈全身性发作，持续不超过15分钟且24小时内不复发。

② 复杂性热性惊厥：特征是呈局部性发作（如局限于单条肢体或单侧身体的摆动），持续超过15分钟或24小时之内复发。

可以接种的情况：对于单纯性热性惊厥，或非频繁性发作的热性惊厥（半年内发作＜3次，且1年内发作＜4次），既往没有惊厥持续状态（持续惊厥超过半小时），本次发热性疾病痊愈后，可以按免疫程序接种各类疫苗，建议每次接种1剂次。

暂缓接种的情况：对于复杂性热性惊厥，或短期内频繁惊厥发作（半年内发作≥3次，或1年内发作≥4次），建议专科门诊就诊，经医师评估后决定是否接种疫苗。

6.支气管哮喘

支气管哮喘不是疫苗接种的禁忌。

哮喘的缓解期（长期维持吸入哮喘药物，包括低剂量吸入型糖皮质激素）且健康情况较好时应按免疫规划程序进行预防接种。以前的麻腮风疫苗(麻疹-流行性腮腺炎-风疹疫苗)来自于鸡胚,对蛋类食物过敏的哮喘儿童,接种麻腮风疫苗、流感疫苗有发生严重过敏反应的风险。现在的麻腮风疫苗来自鸡胚成纤维细胞,发生不良反应的风险明显降低,如对蛋类严重过敏的哮喘儿童,可在有抢救设备的场所和医务人员的监护下接种。

在哮喘急性发作(出现喘息、咳嗽、气促、胸闷等症状),尤其是全身应用糖皮质激素时(包括口服和静脉给药)应暂缓接种。根据美国免疫实践咨询委员会(ACIP)的建议,停止全身应用糖皮质激素1个月,可正常接种。

7. 癫　痫

可以接种的情况:6个月及以上未发作的癫痫患者(癫痫已控制),无论是否服用抗癫痫药物,可以接种所有疫苗。有癫痫家族史者也可以接种。

暂缓接种的情况:近6个月内有癫痫发作的患者。

8. 儿童贫血

儿童贫血常见的有缺铁性贫血、溶血性贫血和失血性贫血等。

(1) 缺铁性贫血

① 轻、中度缺铁性贫血不伴有其他症状者可以接种各种疫苗;

② 重度缺铁性贫血或伴有肝脾肿大、心功能异常、合并感染等患儿应暂缓接种。

(2) 溶血性贫血

① 轻、中度贫血且无急性溶血表现的儿童可以接种疫苗;

② 重度、极重度贫血(如遗传性球形红细胞增多症、蚕豆病、地中海贫血等)或有急性溶血表现的患儿应暂缓接种;

(3) 失血性贫血应暂缓接种,待原发病恢复后或失血病因纠正后,经专科评估后决定是否接种疫苗。

9. 白 血 病

白血病化疗期间暂缓接种所有疫苗。白血病儿童本身免疫功能不同于正常儿童，且化疗期间所使用的药物会影响人体的免疫系统，难以达到疫苗接种的预期效果。一般在化疗结束6个月后可接种灭活疫苗。化疗结束12个月后经过免疫功能评估，可考虑接种减毒活疫苗。

10. 急性感染性疾病

急性感染性腹泻患儿应暂缓接种口服的减毒活疫苗。

轻症急性感染性疾病患者，热退后可接种疫苗。

中度和重度的急性感染性疾病，包括肺炎、脑炎、脑膜炎、心肌炎、严重腹腔感染、严重泌尿系统感染等，对此类疾病患儿在疾病好转前暂缓接种疫苗。在疾病好转期，如有疫苗接种需求，建议前往免疫接种咨询门诊评估情况，再决定是否接种。疾病完全恢复后，可以接种疫苗。

✎ 知识链接

巨细胞病毒感染有临床症状、有后遗症且有巨细胞病毒复制者，建议暂缓接种疫苗。巨细胞病毒感染无临床症状、有后遗症但无巨细胞病毒复制者，可以接种疫苗。

11. 儿 童 肝 病

慢性肝病轻中度肝功能异常、胆红素升高的患儿可以接种各类疫苗。

肝硬化患儿可以接种灭活疫苗。

急性肝功能异常、肝病有出血倾向或肝功能衰竭患儿暂缓接种各类疫苗。

先天性胆道闭锁Kasai术前2天可接种灭活疫苗,术前21天可接种减毒活疫苗;先天性胆道闭锁Kasai术后手术康复后,轻中度肝功能异常、胆红素升高可以常规接种疫苗;对于Kasai术后接受激素治疗的患儿慎重接种活疫苗,建议接种灭活疫苗。

肝硬化患儿禁忌接种减毒活疫苗。

12. 免疫系统疾病

(1)原发性免疫缺陷病

原发性免疫缺陷病患儿原则上可以接种灭活疫苗。原发性免疫缺陷病患儿与免疫功能正常者通常具有相同的安全性。然而,原发性免疫缺陷病患儿的免疫保护强度和持久性会降低。由于原发性免疫缺陷病种类繁多,有9大类,300多种。需要根据不同的原发性免疫缺陷病类型区别对待,具体的情况需要作进一步的专业咨询。

(2)自身免疫性疾病

自身免疫性疾病缓解期:可接种灭活疫苗。

自身免疫性疾病急性期:暂缓接种各类疫苗。

(3)其他情况

在使用激素、免疫抑制剂或靶向生物制剂等可能影响免疫系统的药物治疗期间,应暂缓接种减毒活疫苗。

知识链接

免疫抑制剂与疫苗接种

若正在使用免疫抑制剂需暂缓接种减毒活疫苗。

对于中断免疫抑制剂治疗安全的患者,需根据所用免疫抑制剂的药物代谢动力学决定暂缓接种的时间。大剂量糖皮质激素[泼尼松≥20 mg/d或>2 mg/(kg·d)]治疗结束后1个月、非生物制剂类的其他免疫抑制剂治疗结束后至少3个月可以接种减毒活疫苗。

生物制剂类免疫抑制剂尚缺少研究资料。

正在接受免疫抑制剂治疗的患者可以接种灭活疫苗并无须中断免疫抑制剂治疗,但接受利妥昔单抗治疗的患者,应该在末次剂量5个月后进行接种。

对于孕晚期有过免疫抑制剂暴露的婴儿,按预防接种程序接种灭活疫苗、麻腮风疫苗和水痘疫苗。

对于母亲接受免疫抑制剂治疗的母乳喂养婴儿,可接种各类疫苗,无需延迟。

13. 常见染色体病

唐氏综合征患儿可以接种所有常规疫苗。

其他常见染色体病的患儿可以接种灭活疫苗,但接种减毒活疫苗须慎重,建议经专科医师评估后再决定是否接种。

14. 移植手术

(1) 异体造血干细胞移植

慢性移植物抗宿主病者、免疫功能不正常者,暂缓接种各类疫苗。移植1年后,免疫功能正常,可以接种各类灭活疫苗;移植2年后,无慢性移植物抗宿主病者,停用免疫抑制剂3个月,建议专科门诊评估免疫功能正常,可接种减毒活疫苗。

(2) 实体器官移植

实体器官移植受者在移植手术前若无接种禁忌应尽可能多接种各类疫苗。在移植手术前间隔2周及以上接种灭活疫苗,在移植手术前间隔4周及以上接种减毒活疫苗。

长期使用低剂量免疫抑制剂的实体器官移植受者,在移植手术6个月后,经专科评估决定可否接种水痘疫苗;在移植手术后禁忌接种除水痘疫苗外的其他减毒活疫苗;在移植手术1个月后即可接种灭活流感疫苗,6个月后可接种各类灭活疫苗。

第五章
常见疫苗接种知识

1.乙肝疫苗

【疫苗名称】

乙肝疫苗的全称是乙型肝炎疫苗,英文缩写是 HepB。

【预防的疾病】

乙肝疫苗是预防乙型肝炎的疫苗。乙型肝炎(简称"乙肝")是由乙肝病毒感染引起的肝脏炎症性疾病。

【不接种的危害】

乙肝病毒可通过母婴传播、血液传播和性传播等方式传播。年龄越小感染乙肝病毒的风险越大,在1岁前感染乙肝病毒的婴儿有80%~90%会转为慢性感染,6岁前感染的孩子有30%~50%会转为慢性感染;健康成人感染后则只有不到5%的人会转为慢性感染。乙肝表面抗原(HBsAg)和(或)乙肝病毒 DNA 阳性持续超过6个月称为慢性乙肝病毒感染。慢性乙肝感染无法治愈,治疗只能抑制病毒复制,有20%~30%慢性乙肝病毒感染的成人会发展为肝硬化和(或)肝癌。

2015年,乙肝在全球导致了约88.7万人死亡,其中肝硬化占30%,肝细胞癌(即原发性肝癌)占45%。

【疫苗种类】

我国目前使用的乙肝疫苗有重组乙型肝炎疫苗(酿酒酵母)、重组乙型肝炎疫苗(汉逊酵母)和重组乙型肝炎疫苗(CHO细胞)三种,这三种疫苗的免疫效果和安全性都很好,都可用于新生儿出生后的母婴传播预防和常规免疫接种。

目前国际上的乙肝疫苗都是灭活疫苗。

【适用年龄】

乙肝疫苗的接种没有年龄限制。

【接种程序】

(1)常规接种

我国的乙肝疫苗常规是接种3剂次:

第1剂:在新生儿出生后24小时内接种(最好在12小时内,最迟应在出院前接种);

第2剂:在1月龄时接种;

第3剂:在6月龄时接种。

◆ 危重症新生儿

危重症新生儿,如极低出生体重、严重出生缺陷、重度窒息、呼吸窘迫综合征等患儿,应在生命体征平稳后尽早接种第1剂乙肝疫苗。

◆ 低出生体重儿和早产儿

世界卫生组织建议出生体重不足2 kg的婴儿和早产儿应在出生后尽快接种乙肝疫苗,但这些婴儿的出生剂次不应计入常规接种的3个剂次里;应在满1月龄后,按国家免疫程序再接种3剂乙肝疫苗(我国的程序是0、1、6个月各一剂)。

◆ 乙肝表面抗原阳性母亲所生的婴儿

如果母亲的乙肝表面抗原(HBsAg)为阳性或不详,婴儿在出生后应尽快(最好在12小时内)注射100 IU乙肝免疫球蛋白(HBIG)和第1剂乙肝疫苗,然后按程序完成剩余的乙肝疫苗剂次:

① 出生体重≥2 kg的婴儿:第2剂和第3剂乙肝疫苗应分别在1月龄和6月龄接种。

② 出生体重<2 kg的婴儿:除了出生后接种的第1剂以外,应该在满1月龄后按0、1、6个月程序再接种3剂乙肝疫苗(即连出生剂次共接种4剂乙肝疫苗)。

(2) 接种剂量

重组(酵母)乙肝疫苗:每剂次10 μg,不论产妇乙肝表面抗原(HBsAg)阳性或阴性,新生儿均接种10 μg的乙肝疫苗。

重组(CHO细胞)乙肝疫苗:每剂次10 μg或20 μg,乙肝表面抗原(HBsAg)阴性产妇的新生儿接种10 μg的,乙肝表面抗原(HBsAg)阳性产妇的新生儿接种20 μg的。

【接种部位和接种途径】

乙肝疫苗的接种方式是肌内注射,婴儿一般在大腿前外侧中部注射,大龄儿童和成人注射在上臂外侧三角肌。不推荐注射在臀部,因为可能会影响接种效果,也可能损伤坐骨神经。

乙肝免疫球蛋白(HBIG)和乙肝疫苗应在不同(肢体)部位进行肌内注射。

【补种原则】

如果不是在新生儿期开始接种的话,乙肝疫苗的补种一般也是共3剂:

第1剂:尽快;

第2剂:和第1剂间隔至少28天;

第3剂:和第2剂间隔至少60天,和第1剂间隔至少6个月。

如果想快速得到保护,比如因为国际旅行,可以分别在0、7、21天各接种一剂,然后在第1剂接种12个月后接种第4剂。

如果后续剂次未能按时接种,无论在什么年龄段,都不用从头开始接种,只要补齐未接种剂次就行:

①第2剂延迟了:尽快补上第2剂,第3剂和第1剂间隔至少6个月(和第2剂间隔至少60天);

②第3剂延迟了:尽快补上第3剂。

【替代方案】

国际上目前使用的乙肝疫苗都可以交替使用。

【禁忌证】

对乙肝疫苗中任何成分有过敏史的人和疫苗说明书中规定的其他禁忌人群不能接种乙肝疫苗。

孕妇和哺乳期女性不是乙肝疫苗的禁忌人群,都可以接种乙肝疫苗。

【常见不良反应】

一般接种疫苗后24小时内,在注射部位可出现疼痛和触痛,多数情况下会在2~3天内自行消失。

【注意事项】

应注意暴露后预防和被动免疫。

没接种过乙肝疫苗的人或接种过但不知道乙肝表面抗体(抗-HBs)是否曾经≥10 mIU/mL的人,在高风险暴露于乙肝病毒之后,应该立即注射200~400 IU乙肝免疫球蛋白(HBIG)和第1剂乙肝疫苗,然后在1个月和6个月后分别接种第2剂和第3剂乙肝疫苗。比如下面的情况就属于高风险暴露:

① 皮肤或黏膜暴露于乙肝表面抗原(HBsAg)阳性血液或体液。

② 和乙肝表面抗原(HBsAg)阳性者发生过性行为。

【常见问题】

问　和乙肝病毒携带者或乙肝患者一起吃饭会被传染吗?

答　目前还没有确切证据表明乙肝病毒会通过除血液或精液以外的体液传播。乙肝病毒不会通过呼吸道和消化道传播,所以日常学习、工作或生活接触,如在同一办公室工作(包括共用计算机等)、握手、拥抱、同住一宿舍、同一餐厅用餐和共用厕所等无血液暴露的接触,不会传染乙肝病毒。流行病学和实验研究也没发现乙肝病毒会通过蚊子等吸血昆虫来传播。

问　补种乙肝疫苗之前需要先检测抗体吗?

答　不需要。可以直接接种乙肝疫苗。

问　接种乙肝疫苗后需要检测抗体吗?

答　95%以上的健康婴儿、儿童和青少年在完成乙肝疫苗接种程序后可以获得达到保护程度的抗体。一般人群在接种后可以不检测抗体,但高风险人群应考虑在接种后测试是否获得足够抗体,以确保获得保护,比如以下人群:

① 工作中可能会接触到乙肝病毒的人,比如医护人员。

② 乙肝表面抗原(HBsAg)阳性母亲所生的婴儿。

③ 长期血液透析患者。

④ 艾滋病毒(HIV)阳性和其他免疫功能低下的人。

⑤ 乙肝表面抗原(HBsAg)阳性者的性伴侣。

⑥ 与乙肝表面抗原(HBsAg)阳性者共用针头的人。

问　乙肝疫苗的抗体是否一定要在接种完3剂以后才能产生?

答　接种第1剂乙肝疫苗后也可能会产生抗体,不过研究证明在完成3剂接种之后体内产生保护性抗体的概率大、滴度高。据研究,接种第1剂后,有30%~40%的人会产生抗体,接种2剂后有60%~70%的人会产生抗体,完成全程接种后可使95%以上的婴儿、儿童和青年产生保护程度的抗体。

问　接种乙肝疫苗后应该在什么时候检测抗体?

答　检测时间应在接种最后一剂乙肝疫苗1~2个月后,但母亲为乙肝表面抗原(HBsAg)阳性的婴儿不应在9月龄前检测,因为在出生后注射了乙肝免疫球蛋白(HBIG),9月龄前检测可能得到不正确的结果。检测时间不应在最后一剂乙肝疫苗接种后1个月内,因为这时可能会出现短暂的乙肝表面抗原(HB-sAg)阳性。太迟检测也不好,因为抗体水平会逐渐降低,误以为免疫不成功。

问 测试乙肝抗体应使用定量检测还是定性检测?

答 测试应使用乙肝病毒血清学定量检测,以确定乙肝表面抗体(抗-HBs)是否≥10 mIU/mL。做定量检测才能测到抗体的具体数值,如果做定性检测的话就只能测出有无抗体而没有具体数值。

问 接种乙肝疫苗后没获得足够抗体怎么办?

答 如果接种乙肝疫苗后测得HBsAg阴性,但抗-HBs < 10mIU/mL的话,可按照0、1、6个月免疫程序再接种3剂乙肝疫苗。对于接种3剂乙肝疫苗后未能检测出足够抗体浓度的婴儿、儿童、青少年和成人,再接种3剂几乎都能获得足够的抗体。

问 打了两轮乙肝疫苗还没获得足够抗体怎么办?

答 对于完成两轮乙肝疫苗全程接种后抗-HBs水平仍然 < 10mIU/mL的HBsAg阴性儿童,现有数据并未表明再额外接种乙肝疫苗会对孩子有好处,他们被视为"无应答者",有可能会感染乙肝病毒。无应答者应该注意预防乙肝病毒感染,如果暴露于乙肝病毒的话,应该咨询医师接受相应的暴露后预防处理。

问 乙肝抗体"弱阳性"要再打乙肝疫苗吗?

答 世界卫生组织的乙肝疫苗立场文件指出,在完成免疫程序最后一剂乙肝疫苗1~2个月后,如果测得乙肝表面抗体(抗-HBs)≥10 mIU/mL,就被认为是对乙肝病毒具备了长期的保护力,这是一个可靠的血清学标志。

对于普通人群来说,如果测得乙肝表面抗原(HBsAg)阴性而且乙肝表面抗体(抗-HBs)≥10 mIU/mL,就表示对乙肝病毒有免疫力,不需要再额外接种乙肝疫苗,也不需要再检测抗体了。

问 乙肝病毒携带者或乙肝患者的家人需要每年检测抗体吗?

答 不需要。接种乙肝疫苗后,如果乙肝表面抗体(抗-HBs)≥10 mIU/mL,就表示已经对乙肝病毒有足够免疫力。目前认为,一般人群只要曾经在完成接种程序后获得足够的抗体(抗-HBs≥10 mIU/mL),就不需要再进行抗体检测和加强接种。只有血液透析者和持续有乙肝病毒暴露风险的免疫功能低下者等特殊人群才需要考虑定期进行检测,在抗-HBs < 10 mIU/mL时进行加强接种。

问 乙肝疫苗开始打了进口的,现在进口的没货了怎么办?

答 尽可能使用同一厂商的产品完成免疫程序是最好的,但如果无法满足,可以用其他厂商的产品来完成免疫程序。根据世界卫生组织的立场文件,现有的乙肝疫苗都是可以互换使用的。所以,当进口的乙肝疫苗断货时,可以用国产乙肝疫苗完成剩下的剂次。

2.卡介苗

【疫苗名称】

卡介苗的英文缩写是BCG。

【预防的疾病】

接种卡介苗是预防结核病的重要手段,特别是对于预防最严重的结核病类型(如儿童结核性脑膜炎和栗粒性结核疾病)。将卡介苗接种于未受结核分枝杆菌感染的婴儿,使其发生一次轻微的没有临床发病危险的原发感染,从而产生一定的针对结核分枝杆菌的特异性免疫力。另外,卡介苗也有助于预防麻风病。

【不接种的危害】

结核病(TB)是全球死亡的首要感染性因素,位列全球十大死因之一,也是单一传染病中的头号杀手。不接种卡介苗会增加患结核病的风险。2018年全球估计有1000万例新发结核病病例,145.1万人因结核病而死亡。2017年估计全球有100万名0~14岁的儿童患结核病,23万名儿童因结核病而死亡。据估计,2018年我国有86.6万例新发结核病病例,死亡数3.94万人。

据估计,如果全球90%婴儿都接种卡介苗,可以为每个出生队列的生命前15年预防11.5万例以上的结核病死亡。

【疫苗种类】

目前的卡介苗都是减毒活疫苗。

【适用年龄】

卡介苗的常规接种对象为＜3月龄婴儿和3~47月龄且结核菌素纯蛋白衍生物试验(TB-PPD)或卡介菌蛋白衍生物试验(BCG-PPD)结果阴性的儿童。

【接种程序】

出生时接种1剂。

【接种部位和接种途径】

在上臂外侧三角肌中部略下处皮内注射。严禁皮下或肌内注射。

【补种原则】

(1)没接种卡介苗的＜3月龄婴儿可以直接补种。

(2)3月龄至3岁儿童要先做结核菌素纯蛋白衍生物试验(TB-PPD)或卡介

菌蛋白衍生物试验(BCG-PPD),试验结果阴性才可以补种。

(3)≥4岁儿童即使没接种过卡介苗也不再补种。

【禁忌证】

已知对卡介苗任何成分过敏者、免疫缺陷或免疫功能低下者、正在接受免疫抑制治疗者和疫苗说明书规定的其他禁忌人群不能接种卡介苗。

【常见不良反应】

接种卡介苗2周左右,局部可出现红肿浸润,随后化脓,形成小溃疡,大多在8~12周后结痂(卡疤),一般不需处理,但要注意局部清洁,防止继发感染。

【注意事项】

接种卡介苗出现的局部红肿不能热敷。

【常见问题】

(问) 接种卡介苗后需要检测接种效果吗?

(答) 现在接种卡介苗后不再常规检测接种效果。

(问) 接种卡介苗后没形成瘢痕怎么办?

(答) 只要接种过卡介苗,即使没有形成瘢痕也不再补种,因为形成瘢痕并不是产生保护的标志,接种后没形成瘢痕并不意味着没有保护作用。大约有10%的孩子接种卡介苗后不会产生瘢痕。

3. 脊 灰 疫 苗

【疫苗名称】

脊灰疫苗是脊髓灰质炎疫苗的简称。

【预防的疾病】

脊灰疫苗可预防脊髓灰质炎。脊髓灰质炎简称脊灰,俗称小儿麻痹症。

【不接种的危害】

脊髓灰质炎是一种病毒引起的疾病,传染性很强,会侵袭人的神经系统,几小时内就可以造成瘫痪。在脊灰疫苗出现之前,几乎所有孩子都会感染脊髓灰质炎病毒,平均每200个感染者中人就会有1个出现不可逆转的瘫痪(麻痹型脊髓灰质炎,通常是腿部瘫痪)。在脊髓灰质炎瘫痪病例中,有5%~10%的患者会因呼吸肌麻痹而死亡。

【疫苗种类】

目前我国使用的脊灰疫苗有三种类型：

①注射的脊灰灭活疫苗(IPV)；

②口服的脊灰减毒活疫苗(OPV)；

③包含了脊灰灭活疫苗、百白破疫苗和Hib疫苗的五联疫苗。

脊灰病毒有三种血清型：Ⅰ型(1型)、Ⅱ型(2型)和Ⅲ型(3型)。

脊灰减毒活疫苗又包括下面几种：

①三价OPV(tOPV)：包含Ⅰ型、Ⅱ型和Ⅲ型三个型别。

②二价OPV(bOPV)：包含Ⅰ型和Ⅲ型两个型别。

③单价OPV(mOPV)：只含Ⅰ型、Ⅱ型或Ⅲ型其中一个型别。

由于Ⅱ型野生脊髓灰质炎病毒已于2015年在全球范围内被消灭了，而全球的疫苗相关麻痹型脊髓灰质炎病例中有40%是Ⅱ型脊髓灰质炎病毒引起的，所以世界卫生组织提出停用脊灰减毒活疫苗中的Ⅱ型组成部分，用二价OPV替代三价OPV。我国从2016年5月1日开始使用bOPV，之后不再使用tOPV。而脊髓灰质炎灭活疫苗因为不会引起麻痹型脊髓灰质炎，所以不作改变，仍然保留了三种血清型。目前，我国使用的OPV主要是二价OPV，单价OPV只有在2011年我国新疆发生输入性脊髓灰质炎疫情，应急免疫接种时使用过单价Ⅰ型OPV。

【适用年龄】

可用于2月龄及以上的婴幼儿、儿童及成人。

【接种程序】

脊灰疫苗的常规免疫共接种4剂次。自2019年12月起，我国在全国范围内实施2剂次脊灰灭活疫苗和2剂次脊灰减毒活疫苗的免疫程序，即在2月龄和3月龄各接种1剂次脊灰灭活疫苗，4月龄和4周岁各接种1剂次二价脊灰减毒活疫苗。

【接种部位和接种途径】

脊灰灭活疫苗：上臂外侧三角肌或大腿前外侧中部，肌内注射。

脊灰减毒活疫苗：口服接种。

【补种原则】

如果迟种、漏种脊灰疫苗，补种相应剂次就可以，不需要重新开始接种。＜4岁孩子如果没达到3剂(含补充免疫等)，应补种完成3剂；≥4岁孩子如果没达到4剂(含补充免疫等)，应补种完成4剂。补种时两剂次脊灰疫苗之间间隔至少28天。

要去脊髓灰质炎流行国家或地区短暂旅行的人,如果已经接种过3剂脊灰疫苗(IPV或OPV),应该在出国前再接种1剂加强剂次;如果没接种过脊灰疫苗的话,要先完成脊灰疫苗的基础免疫。如果是去脊髓灰质炎流行国家或地区长期工作或生活的话,就要在出国前先完成脊灰疫苗的全程免疫。如果是紧急出行的话,至少也应该先接种1剂脊灰疫苗,最好是在出国前28天。

【替代方案】

五联疫苗包含了脊灰灭活疫苗、百白破和Hib疫苗的成分,可以用来代替IPV或OPV。

单独的IPV可以用来代替OPV。

【禁忌证】

脊灰灭活疫苗的禁忌证:

① 对疫苗中的活性物质、任何非活性物质或制备工艺中使用的药物,如卡那霉素过敏者,或以前接种该疫苗过敏者;

② 严重慢性疾病、过敏体质者;

③ 发热、急性疾病期患者,应推迟接种疫苗。

口服Ⅰ型、Ⅲ型脊灰减毒活疫苗的禁忌证:

① 已知对疫苗任何成分(包括辅料及硫酸庆大霉素)过敏者;

② 患急性疾病、严重慢性疾病、慢性疾病的急性发作期、发热者;

③ 免疫缺陷、免疫功能低下或正在接受免疫抑制剂治疗者;

④ 妊娠期妇女;

⑤ 患未控制的癫痫和其他进行性神经系统疾病者。

【常见不良反应】

脊灰灭活疫苗的常见不良反应:发热(中度、一过性)、烦躁、嗜睡、呕吐、腹泻、皮疹、注射部位触痛、注射部位发红。脊灰灭活疫苗不会引起疫苗相关麻痹型脊髓灰质炎。

口服Ⅰ型、Ⅲ型脊灰减毒活疫苗的常见不良反应:发热、腹泻、烦躁(易激惹)、呕吐、皮疹、寒战、无力(疲劳)、肌肉疼痛和关节痛。口服后引起疫苗相关麻痹型脊髓灰质炎极罕见。

【注意事项】

有以下情况时建议按照说明书全程使用脊灰灭活疫苗:

① 原发性免疫缺陷;

② 胸腺疾病;

③ 有症状的 HIV 感染或 CD4 T 细胞计数低；

④ 正在接受化疗的恶性肿瘤；

⑤ 近期接受造血干细胞移植；

⑥ 正在使用具有免疫抑制或免疫调节作用的药物（例如大剂量全身皮质类固醇激素、烷化剂、抗代谢药物、TNF-α 抑制剂、IL-1 阻滞剂或其他免疫细胞靶向单克隆抗体治疗）；

⑦ 目前或近期曾接受免疫细胞靶向放射治疗。

【常见问题】

问　不同厂家的脊灰疫苗可以替代使用吗？如果第 1 剂接种了五联疫苗，之后应该怎样接种？

答　如果无法使用同一厂家的疫苗完成接种程序时，可以使用不同厂家的同品种疫苗完成接种程序。如果第 1 剂使用了含脊灰灭活疫苗成分的五联疫苗，之后可以用五联疫苗完成接种程序，也可以用分开的"脊灰+四联"或"脊灰+百白破+Hib"来完成后续剂次接种。

问　孩子吃脊灰滴剂或糖丸时吐了是否需要补服疫苗？

答　孩子服用疫苗后如果因为吐奶、呕吐等导致疫苗服用剂量不足，就需要重新补服。

4. 百白破疫苗

【疫苗名称】

儿童期使用的百白破疫苗全称是吸附无细胞百白破联合疫苗，英文缩写是 DTaP。

【预防的疾病】

可以预防百日咳、白喉、破伤风。

【不接种的危害】

百日咳是导致全球婴儿死亡的重要原因之一。据估计，如果不接种疫苗的话，2001 年全球会有超过 130 万例百日咳相关死亡，2008 年全球通过接种百日咳疫苗预防了约 68.7 万例死亡。

白喉在历史上曾经是世界上最令人恐惧的感染性疾病之一，在广泛使用疫苗之前的20世纪70年代,估计中低收入国家每年有100万白喉病例,导致5万至6万例死亡。目前由于疫苗的广泛使用,白喉的发病数已经大大减少,但一旦暴发,病死率仍然很高,比如2017年印度尼西亚多地暴发白喉疫情,致近600人感染、数十人死亡。

破伤风是一种由破伤风梭菌引发的致死性感染性疾病,破伤风梭菌的芽孢在自然环境中广泛存在(比如灰尘、土壤、人或动物的粪便中)。如果没有疫苗保护的话,破伤风梭菌的芽孢通过伤口侵入人体后就可能引发破伤风。发展中国家的非新生儿破伤风病死率可高达50%。破伤风的治疗最好在重症监护病房(ICU),但即使能得到积极的综合治疗,破伤风的病死率在全球范围内仍有30%~50%,在美国约为11%。

【疫苗种类】

我国国家免疫规划使用的百白破疫苗是吸附无细胞百白破联合疫苗(DTaP),属于灭活疫苗。

【适用年龄】

吸附无细胞百白破联合疫苗(DTaP)一般用于<6岁的儿童。

【接种程序】

共接种4剂次,分别于3月龄、4月龄、5月龄、18月龄各接种1剂。

【接种部位和接种途径】

上臂外侧三角肌或臀部,肌内注射。

【补种原则】

3月龄至5岁没完成百白破疫苗规定剂次的孩子,要补种没完成的剂次,前3剂每剂间隔≥28天,第4剂和第3剂间隔≥6个月。

≥6岁接种百白破疫苗和白破疫苗累计<3剂的孩子,用白破疫苗补齐3剂;第2剂与第1剂间隔1~2月,第3剂与第2剂间隔6~12个月。

【替代方案】

可以用含百白破疫苗成分的五联疫苗或四联疫苗来代替相应的DTaP剂次。

【禁忌证】

(1)已知对该疫苗的任何成分过敏者。

(2)患急性疾病、严重慢性疾病、慢性疾病的急性发作期和发热者。

(3)患脑病、未控制的癫痫和其他进行性神经系统疾病者。

(4)注射百日咳、白喉、破伤风疫苗后发生神经系统反应者。

【常见不良反应】

注射部位可出现红肿、疼痛、瘙痒。全身性反应可有低热、哭闹等，一般不需要处理，可以自行缓解。

【注意事项】

注射后局部可能出现硬结，1~2个月即可吸收。下次注射时应换另一侧部位。

【常见问题】

(问) 打过百白破疫苗，受伤后还要打破伤风针吗？

(答) 破伤风免疫制剂（俗称"破伤风针"）分为破伤风类毒素（TT）、破伤风抗毒素（TAT）和破伤风免疫球蛋白（TIG）三种。受伤后按如下处理（表6）。

表6 受伤后的破伤风预防接种处理

含TT疫苗接种史	伤口类型	预防接种处理
≥3剂	清洁伤口和小伤口	最后一剂不超过10年，不需要打任何破伤风针；超过10年则加强一剂白破疫苗
	其他伤口	最后一剂不超过5年，不需要打任何破伤风针；超过5年则加强一剂白破疫苗
<3剂	清洁伤口和小伤口	需要打含TT的疫苗
	其他伤口	需要打含TT的疫苗和TIG（或TAT）

注：含TT的疫苗包括百白破疫苗、白破疫苗、四联疫苗、五联疫苗、破伤风疫苗等。

✎ 知识链接

"清洁伤口"指位于身体细菌定植较少的区域，并且在伤后立即得到处理的简单伤口（比如刀片割伤）。"所有其他伤口"包括但不限于受污垢、粪便、土壤或唾液污染的伤口，刺伤、撕裂伤，或挤压、烧伤、冻伤造成的伤口。破伤风抗毒素（TAT）易引起过敏反应，有万分之一的致死率，使用前要先皮试。破伤风免疫球蛋白（TIG）过敏反应的发生率低，不需要皮试，但市场供应缺口大，价格高。

5. 白 破 疫 苗

【疫苗名称】

白破疫苗的全称是吸附白喉破伤风联合疫苗,英文缩写是DT。

【预防的疾病】

可以预防白喉和破伤风。

【不接种的危害】

百白破疫苗常规是在18月龄接种最后一剂。完成接种程序后的作用持续时间为5~10年,如果不用白破疫苗进行加强的话,就可能会得不到足够的保护。

【疫苗种类】

白破疫苗有两种:①吸附白喉破伤风联合疫苗(儿童用);② 吸附白喉破伤风联合疫苗(成人及青少年用)。不同年龄使用的疫苗里面成分的剂量不同。

白破疫苗都是灭活疫苗。

【适用年龄】

(1)6~11岁:使用吸附白喉破伤风联合疫苗(儿童用)。

(2)≥12岁:使用吸附白喉破伤风联合疫苗(成人及青少年用)。

【接种程序】

我国国家免疫规划儿童免疫程序是安排在6周岁时接种1剂白破疫苗。建议6岁后每10年加强接种1剂次白破疫苗。

【接种部位和接种途径】

上臂外侧三角肌,肌内注射。

【补种原则】

超过6岁未接种白破疫苗的儿童,补种1剂。

【禁忌证】

(1)已知对该疫苗的任何成分过敏者。

(2)患急性疾病、严重慢性疾病、慢性疾病的急性发作期和发热者。

(3)患脑病、未控制的癫痫和其他进行性神经系统疾病者。

(4)注射白喉或破伤风类毒素后发生神经系统反应者。

【常见不良反应】

注射部位可出现红肿、疼痛、瘙痒。全身性反应可出现轻度发热、疲倦、头痛或全身疼痛等，一般不需要处理，可自行缓解。

【注意事项】

注射后局部可能出现硬结，1~2个月即可吸收。下次注射时应换另一侧部位。

6. 破伤风疫苗

【疫苗名称】

破伤风疫苗全称是吸附破伤风疫苗。

【预防的疾病】

可以预防破伤风。

【不接种的危害】

我国很多成年人在儿童期未接种过百白破疫苗，受伤后可能需要接种含破伤风类毒素(TT)的疫苗和注射破伤风抗毒素(TAT)或破伤风免疫球蛋白(TIG)。

【疫苗种类】

目前我国上市的破伤风疫苗有吸附破伤风疫苗，为灭活疫苗，其有效成分是破伤风类毒素(TT)。

【适用年龄】

没有年龄限制。主要是发生创伤机会较多的人群，妊娠期妇女接种可预防产妇及新生儿破伤风。

【接种程序】

如果没有打过百白破疫苗、含百白破疫苗成分的四联疫苗或五联疫苗，全程免疫是在第1年接种2剂(间隔4~8周)，然后第2年再接种1剂。之后一般每10年加强接种1剂，之前接种百白破疫苗(或含百白破疫苗成分的四联疫苗或五联疫苗)的人也可以使用破伤风疫苗每10年加强1剂。

妊娠期妇女可在妊娠第4个月注射第1剂，6~7个月时注射第2剂。

【接种部位和接种途径】

上臂三角肌,肌内注射。

【补种原则】

如果第2剂或第3剂延迟了,不需要从第1剂重新开始接种,只要把剩余剂次补上就行。

【替代方案】

<6岁的儿童一般使用百白破疫苗或含百白破疫苗成分的四联疫苗或五联疫苗。加强免疫也可使用白破疫苗。

【禁忌证】

(1)患严重疾病、发热者。

(2)有过敏史者。

(3)注射破伤风类毒素后发生神经系统反应者。

【常见不良反应】

局部可出现红肿、疼痛、发痒或有低热、疲倦、头痛等,一般不需要处理,可自行消退。

【注意事项】

严重污染的创伤或受伤前未经全程免疫者,除注射破伤风疫苗外,可按说明书酌情在另一部位注射破伤风抗毒素(TAT)或破伤风人免疫球蛋白(TIG)。注射后局部可能出现硬结,1~2个月即可吸收,下次注射时应换另一侧部位。

7. Hib疫苗

【疫苗名称】

Hib疫苗的全称是b型流感嗜血杆菌结合疫苗。

【预防的疾病】

Hib疫苗和流感疫苗不同,Hib疫苗是预防b型流感嗜血杆菌所致的疾病,而流感疫苗是预防季节性流行性感冒的。

流感嗜血杆菌有多种血清型,比如a型、b型、c型、d型、e型和f型,其中约95%的侵袭性流感嗜血杆菌疾病是由b型引起的。侵袭性Hib疾病包括脑膜炎、菌血症性肺炎、菌血症、蜂窝组织炎、会厌炎、化脓性关节炎、骨髓炎和心包炎等;

非侵袭性Hib疾病包括非菌血症性肺炎、中耳炎、鼻窦炎和结膜炎等。

【不接种的危害】

2000年,在低收入国家还没有广泛接种Hib疫苗,全球至少有813万名1~59月龄孩子罹患b型流感嗜血杆菌导致的严重疾病,其中37.1万人死亡。

【疫苗种类】

Hib疫苗都是灭活疫苗。有单独的Hib疫苗,也有包含了Hib疫苗成分的联合疫苗,比如:五联疫苗包含了百白破、灭活脊灰和Hib疫苗;四联疫苗包含了百白破和Hib疫苗;AC流脑-Hib疫苗包含了A群C群流脑结合疫苗和Hib疫苗。

【适用年龄】

一般用于2月龄至5岁儿童,具体应按照疫苗的说明书。

【接种程序】

按说明书从2月龄或3月龄开始接种,基础免疫3剂,两个剂次间隔至少1个月;18月龄加强接种1剂。

【接种部位和接种途径】

臀部外上方1/4处或上臂外侧三角肌,肌内注射。

【补种原则】

(1)6~12月龄开始接种:基础免疫2剂,间隔至少1个月;18月龄加强接种1剂;

(2)1~5岁开始接种:只需接种1剂。

【替代方案】

可以使用含Hib疫苗成分的五联疫苗、四联疫苗或AC流脑-Hib疫苗来代替Hib疫苗。

【禁忌证】

(1)患急性疾病、严重慢性疾病者、慢性疾病的急性发作期和发热者。

(2)已知对该疫苗的任何成分过敏,特别是对破伤风类毒素过敏者。

(3)患严重心脏疾病、高血压、肝脏疾病、肾脏疾病者。

【常见不良反应】

接种后不良反应大多轻微,注射部位可出现轻微红肿、硬结、压痛,偶有局部瘙痒感,一般不需要特殊处理,可自行消退。

全身反应主要是发热反应(多数在38.5℃以下),偶有烦躁、嗜睡、呕吐、腹泻、食欲不振,偶见非典型的皮疹,一般可以自行缓解。

【注意事项】

Hib疫苗是用纯化的b型流感嗜血杆菌荚膜多糖与破伤风类毒素共价结合

而成的,但疫苗中的破伤风类毒素不能代替常规破伤风类毒素疫苗的接种。

【常见问题】

问 打了Hib疫苗还要接种流感疫苗吗?

答 要。两者是不同的疫苗,预防的疾病不同,不能互相代替。

8. 五 联 疫 苗

【疫苗名称】

五联疫苗的全称是吸附无细胞百白破灭活脊髓灰质炎和b型流感嗜血杆菌(结合)联合疫苗。

【预防的疾病】

五联疫苗包含了百白破疫苗、灭活脊灰疫苗、Hib疫苗,可以预防百日咳、白喉、破伤风、脊髓灰质炎和b型流感嗜血杆菌引起的侵袭性疾病(如脑膜炎、败血症、蜂窝织炎、关节炎、会厌炎等)。

【疫苗种类】

五联疫苗是灭活疫苗。

【适用年龄】

说明书中的接种对象这一项说"本品适用于2月龄及以上的婴幼儿",没有明确说明最大的接种月龄,但因为五联疫苗在国内外都没有24月龄以上的临床试验数据,所以推荐使用的年龄上限是24月龄。

【接种程序】

推荐接种程序是:2、3、4月龄,或3、4、5月龄进行3剂基础免疫,18月龄进行1剂加强免疫。

【接种部位和接种途径】

对婴儿推荐的最佳部位是大腿前外侧(中间1/3处),注射部位也可以参考国家计划免疫程序的推荐意见。应采用肌内注射。

【补种原则】

基础免疫各剂次间隔至少1个月。

因为五联疫苗包含了百白破疫苗、脊灰灭活疫苗和Hib疫苗,所以加强剂次和最后一剂基础免疫剂次的最小间隔时间应该考虑这几种疫苗的加强剂次和基础免疫剂次的最小间隔时间,而百白破疫苗第4剂与第3剂要求间隔≥6个月,所以建议五联疫苗加强剂次和最后一剂基础免疫剂次间隔至少6个月。

【替代方案】

如果不接种五联疫苗,可以接种单独的百白破疫苗、脊灰疫苗和Hib疫苗或含这些疫苗的其他联合疫苗。五联疫苗的好处是可以减少接种次数(少打针)和更方便安排疫苗接种计划。

【禁忌证】

(1) 对本品的任一成分或对百日咳疫苗(无细胞或全细胞百日咳疫苗)过敏,或是以前接种过含有相同成分的疫苗后出现过危及生命的不良反应者。

(2) 患有进行性脑病者。

(3) 以前接种百日咳疫苗(无细胞或全细胞百日咳疫苗)后7天内患过脑病者。

(4) 发热或急性疾病期间必须推迟接种五联疫苗。

【常见不良反应】

常见不良反应有发热(37.1~38.9℃),注射部位触痛、红斑和硬结,呕吐、腹泻、食欲不振,嗜睡、睡眠障碍,易激惹、异常哭闹。

【常见问题】

问 第1剂和第2剂脊灰疫苗接种了免费的,后面还可以改为五联疫苗吗?

答 可以。只要按规定完成百白破、脊灰和Hib疫苗的剂次数就可以。

问 接种过五联还要不要接种百白破疫苗和白破疫苗?

答 使用五联疫苗完成接种程序后不需要再打百白破,因为五联疫苗中包含百白破疫苗成分,但6岁的白破疫苗是起到加强作用的,所以白破疫苗还是要接种的。

9. 四联疫苗

【疫苗名称】

四联疫苗在我国内地通常是指无细胞百白破b型流感嗜血杆菌联合疫苗。

【预防的疾病】

四联疫苗可以预防百日咳、白喉、破伤风和由b型流感嗜血杆菌引起的侵袭性疾病（包括脑膜炎、肺炎、上呼吸道感染、败血症、蜂窝组织炎、关节炎、会厌炎等）。

【疫苗种类】

四联疫苗是灭活疫苗。

【适用年龄】

适用于3月龄以上的婴儿。

【接种程序】

推荐常规接种程序是：3、4、5月龄各接种1剂基础免疫，18~24月龄接种1剂加强免疫。

【接种部位和接种途径】

推荐接种部位是婴儿的臀部外上方1/4处，应采用肌内注射。

【补种原则】

出生后6个月内接种3剂基础免疫，3月龄开始接种，基础免疫各剂间隔至少1个月；18~24月龄接种1剂加强剂次（与第3剂间隔至少6个月）。

【替代方案】

如果不使用四联疫苗，可以使用单独的百白破疫苗和Hib疫苗，也可以使用五联疫苗。

【禁忌证】

（1）已知对该疫苗任何成分过敏者，或以往接种百日咳、白喉、破伤风和b型流感嗜血杆菌疫苗有过敏反应者。

（2）有癫痫、神经系统疾病及惊厥史者。

（3）对中度或严重疾病的儿童，包括急性传染病（包括恢复期）及发热者应推迟接种。

【常见不良反应】

常见不良反应有发热，注射部位红肿、硬结、肿胀、疼痛、触痛，局部皮肤荨麻疹和瘙痒，腹泻。

【注意事项】

注射后局部可能有硬结，会自行逐步吸收。注射下一剂疫苗时应更换身体另一侧部位。

10.轮状病毒疫苗

【预防的疾病】

轮状病毒疫苗是用来预防婴幼儿轮状病毒胃肠炎的。

【不接种的危害】

轮状病毒是全球婴幼儿严重腹泻病的最常见病因,2004年估计轮状病毒感染在全球导致约52.7万婴幼儿死亡,主要发生在发展中国家。在我国,发生轮状病毒腹泻后,只要及时就医,很少会导致死亡。如果不接种疫苗,全球绝大多数孩子都会在3岁前感染轮状病毒。

【疫苗种类】

目前我国内地有两种轮状病毒疫苗:

① 我国兰州生物制品研究所的罗特威口服轮状病毒活疫苗。

② 美国默沙东公司的乐儿德口服五价重配轮状病毒减毒活疫苗。英文商品名是RotaTeq,缩写为RV5。

国际上常用的轮状病毒疫苗还有一种叫"Rotarix"的,缩写为RV1,是英国葛兰素史克(GSK)公司出品的,但还没有在我国内地上市。

目前国际上的轮状病毒疫苗都是减毒活疫苗。

【适用年龄】

(1)罗特威:主要用于2月龄至3岁婴幼儿,即≥2月龄且＜4岁。

(2)乐儿德:6~32周龄的婴儿。

(3)Rotarix:6~24周龄或8月龄(具体按各个国家或地区批准的说明书)。

【接种程序】

(1)罗特威:每年口服一次。

(2)乐儿德:全程免疫共3剂,6~12周龄开始口服第1剂,每两剂间隔4~10周;第3剂不应晚于32周龄。

(3)Rotarix:全程免疫共2剂,常规接种程序是分别在2月龄和4月龄各口服一剂。

【接种部位和接种途径】

口服接种。

【补种原则】

(1) 罗特威:每年口服一次。

(2) 乐儿德:在美国,第1剂的最晚接种时间是14周零6天,各剂间隔至少4周;各剂无最长间隔时间,只要保证第3剂不晚于8月龄0天接种。其他地区需按当地规定补种。

(3) Rotarix:在美国,第1剂的最晚接种时间是14周零6天,第2剂和第1剂间隔至少4周,无最长间隔时间,只要保证第2剂在8月龄前完成。其他地区需按当地规定补种。

【替代方案】

尽量使用同种轮状病毒疫苗来完成全程免疫程序。对于乐儿德或Rotarix这两种疫苗来说,如果不能使用同一种疫苗完成免疫程序,可以用另一种疫苗完成后续接种。罗威特和其他两种的互换使用目前没有资料支持。

【禁忌证】

(1) 罗特威:

① 身体不适,发热,腋温37.5℃以上者;

② 急性传染病或其他严重疾病者;

③ 免疫缺陷和接受免疫抑制治疗者。

(2) 乐儿德:

① 对疫苗任何成分严重过敏;

② 接种任一剂次疫苗后出现严重过敏反应症状;

③ 严重联合免疫缺陷病(SCID)患者。

(3) Rotarix:

① 对疫苗任何成分严重过敏;

② 接种第一剂次疫苗后出现严重过敏反应症状;

③ 胃肠道有未矫正的先天性畸形(如梅克尔憩室)者。

【常见不良反应】

(1) 罗特威:一般无不良反应,偶有低热、呕吐、腹泻、皮疹等轻微反应,多为一过性,一般不需要特殊处理,必要时对症治疗。

(2) 乐儿德:腹泻、呕吐;发热。

(3) Rotarix:易激惹,食欲不振、腹泻、呕吐、胀气、腹痛、食物反流,发热,疲倦。

【注意事项】

目前国际上的轮状病毒疫苗都是口服的,没有注射剂型的,但国内外都发生过口服疫苗被错误注射的事件,所以要注意。

【常见问题】

问 乐儿德轮状病毒疫苗超龄了可以接种吗?

答 乐儿德在我国内地要求6~12周龄开始口服第1剂,第3剂不应晚于32周龄。美国批准第1剂最迟在15周龄前接种,但不应对超过14周零6天(满15周)的婴儿接种第1剂,因为疫苗获得批准前的临床试验没有对较大婴儿接种第1剂疫苗的安全性进行研究。

11. 13价肺炎球菌疫苗

【疫苗名称】

我们常俗称的肺炎疫苗,准确地说应该叫肺炎球菌疫苗,因为这种疫苗不只是预防肺炎,而是预防肺炎球菌(又称为"肺炎链球菌")引起的侵袭性疾病的。

13价肺炎球菌疫苗的全称是"13价肺炎球菌多糖结合疫苗"。

肺炎球菌结合疫苗的英文缩写是PCV,13价肺炎球菌结合疫苗就是PCV13。

【预防的疾病】

13价肺炎球菌疫苗可以预防由13种肺炎球菌血清型(1、3、4、5、6A、6B、7F、9V、14、18C、19A、19F和23F)引起的侵袭性疾病。侵袭性疾病是指细菌侵入原本没有细菌的部位和组织引起的疾病,侵袭性肺炎球菌性疾病包括脑膜炎、菌血症、菌血症性肺炎等。

肺炎球菌疫苗不能预防其他原因引起的疾病,比如其他肺炎球菌血清型引起的疾病、病毒性肺炎、支原体肺炎等。

【不接种的危害】

2008年和2015年,全球估计分别有47.6万名和29.4万名5岁以下儿童死于肺炎球菌感染。中国的5岁以下儿童肺炎球菌性疾病病例数排名全球第二,占全球总病例数的12%。据世界卫生组织估计,2015年中国5岁以下儿童肺炎球菌性严重病例有21万多例,死亡约7 000人。

【疫苗种类】

13价肺炎球菌疫苗都是灭活疫苗。目前有两个产品在我国获得批准：①美国辉瑞公司的13价肺炎球菌多糖结合疫苗，国外商品名叫"Prevenar13"，国内商品名叫"沛儿13"；②我国玉溪沃森生物技术有限公司的13价肺炎球菌多糖结合疫苗，这也是全球第二个13价肺炎球菌多糖结合疫苗。

【适用年龄】

（1）辉瑞13价肺炎球菌疫苗：在我国内地主要用于6周龄至15月龄婴幼儿。在国外没有最大年龄限制。

（2）沃森13价肺炎球菌疫苗：适用于6周龄至5岁（6周岁生日前）儿童。

【接种程序】

（1）辉瑞13价肺炎球菌疫苗在我国批准的推荐常规免疫接种程序：基础免疫在2、4、6月龄各接种1剂，加强免疫在12~15月龄接种1剂。

（2）沃森13价肺炎球菌疫苗的接种程序：

① 6周龄至6月龄开始接种：共接种4剂。最小满6周龄就可以接种，但厂商推荐首剂在2月龄或3月龄接种。如果首剂在2月龄接种，基础免疫接种3剂，每剂次间隔2个月；12~15月龄时加强接种第4剂。如果首剂在3月龄接种，基础免疫接种3剂，每剂次间隔1个月；12~15月龄时加强接种第4剂。

② 7~11月龄开始接种：共接种3剂。基础免疫接种2剂，间隔至少2个月；12月龄以后加强接种1剂（第3剂），与第2剂至少间隔2个月。

③ 12~23月龄开始接种：共接种2剂，间隔至少2个月。

④ 2~5岁开始接种：只需接种1剂。

（3）在国际上，13价肺炎球菌疫苗的接种程序有3种：

① "3p+1"程序：基础免疫3剂+加强免疫1剂，这也是疫苗说明书推荐的接种程序。[注："p"是primary dose（基础剂次）的意思。]

② "2p+1"程序：2剂基础免疫（间隔≥8周），在9~18月龄接种1剂加强免疫。

③ "3p+0"程序：只接种3剂基础免疫（间隔至少4周），没有加强免疫。

研究表明，"2p+1"、"3p+0"和"3p+1"接种程序都是安全有效的。世界卫生组织建议使用"2p+1"或"3p+0"接种程序，最早6周龄开始接种。"2p+1"可能比"3p+0"更好一些。

香港从2019年7月开始，把13价肺炎球菌疫苗的接种程序从"3p+1"改为"2p+1"，即2月龄和4月龄各接种1剂基础免疫，12月龄接种1剂加强免疫，省略了原来6月龄那剂。据香港疫苗可预防疾病科学委员会说，根据目前的证据和外国的经验,"2p+1"程序的效果不会比"3p+1"差。

【接种部位和接种途径】

首选部位婴儿为大腿前外侧,幼儿及儿童为上臂三角肌。采用肌内注射。

注意:不能在臀部注射本疫苗。

【补种原则】

辉瑞13价肺炎球菌疫苗:基础免疫各剂间隔4~8周,加强剂次和基础免疫剂次间隔至少2个月。

目前,国内还没有辉瑞13价肺炎球菌疫苗用于6月龄以上婴幼儿相应接种程序的临床试验数据,所以国内各地对4月龄以上开始接种的程序规定不同。广东省规定:6月龄内开始接种但还没完成3剂基础免疫的婴儿,可以在12月龄内完成基础免疫(各剂间隔至少4周);加强免疫和基础免疫最后一剂间隔至少8周。7月龄前没接种的婴儿,可在7~11月龄接种2剂,然后在12~15月龄接种第3剂,各剂间隔至少4周。具体应咨询当地的接种机构。

【禁忌证】

对本品所含任何成分,包括辅料、破伤风类毒素或白喉类毒素等过敏者禁用。

【常见不良反应】

食欲下降,易激惹;嗜睡或睡眠增加,入睡困难或睡眠减少;腹泻,呕吐,皮疹;发热(可能超过39℃),注射部位红斑、硬结、肿胀或疼痛、触痛(婴幼儿接种后的红斑或硬结、肿胀为2.5~7.0 cm,注射部位的疼痛、触痛可能影响运动)。

【注意事项】

在≥24月龄的镰状细胞病、无脾、HIV感染、慢性疾病或其他免疫功能受损的儿童中,使用13价肺炎球菌结合疫苗不能代替23价肺炎球菌多糖疫苗。

【常见问题】

问 孩子超龄未能接种13价肺炎球菌疫苗,可以在2岁后接种23价的代替吗?

答 23价肺炎球菌疫苗是多糖疫苗,与多糖结合疫苗(一般简称"结合疫苗")不同。目前没有证据表明健康儿童接种23价肺炎球菌多糖疫苗具有成本效果,所以不推荐健康儿童接种23价肺炎球菌多糖疫苗。23价肺炎球菌多糖疫苗的效果不能代替13价肺炎球菌结合疫苗。

问 打了进口13价肺炎球菌疫苗,后面可以改用国产13价疫苗吗?

答 之前接种了进口13价的孩子尽量使用进口疫苗完成接种程序,因为缺货或国内年龄限制不能使用进口疫苗完成程序的话,可以使用国产疫苗完成接种程序。使用国产疫苗开始接种的孩子,也推荐尽量使用国产疫苗完成接种程序;如果因为特殊情况不能接种国产疫苗(比如出国或缺货),可以改用进口疫苗完成接种程序。

12. 23价肺炎球菌疫苗

【疫苗名称】

23价肺炎球菌疫苗的全称是23价肺炎球菌多糖疫苗。

【预防的疾病】

23价肺炎球菌疫苗可以预防疫苗中含有的肺炎球菌血清型引起的疾病,包括肺炎、脑膜炎、中耳炎、菌血症等。

【不接种的危害】

据世界卫生组织2002年估计,全球每年约有160万人死于肺炎球菌疾病,其中多数是婴儿和老人。此外,各年龄组中免疫功能低下者风险最高。

【疫苗种类】

23价肺炎球菌疫苗是灭活疫苗。

【适用人群】

一般用于以下人群接种:

(1)2岁以上患有可增加肺炎球菌感染性疾病风险的慢性疾病者,如心血管疾病、肺部疾病、肝及肾脏功能受损者。

(2)2岁以上免疫缺陷患者,如脾切除者或由镰状细胞性疾病及其他原因引起的脾功能障碍者。

(3)2岁以上患有其他慢性疾病而可能感染肺炎球菌的高危人群(如酗酒者)及并存如糖尿病、慢性脑脊髓液渗漏、免疫抑制等因此可引起更严重的肺炎球菌疾病者,或是反复发作的上呼吸道疾病(包括中耳炎、副鼻窦炎等)。

(4)2岁以上霍奇金病患者。

(5)50岁以上所有无禁忌证人群。

【接种程序】

通常只要接种1剂。对需要复种的人群,按照说明书或相关指南接种,复种间隔至少为5年。比如脾切除者或患有镰状细胞性贫血的儿童建议复种。

【接种部位和接种途径】

上臂外侧三角肌,皮下或肌内注射。

【禁忌证】

对疫苗中任何成分过敏者禁用本品。除说明书接种对象项目中所列适用者外,均禁止接种本品。

【常见不良反应】

可能在注射部位出现暂时的疼痛、红肿、硬结和短暂的全身发热反应等轻微反应,一般可以自行缓解,必要时可以对症治疗。

【常见问题】

问 23价肺炎球菌疫苗比13价肺炎球菌疫苗更好吗?

答 目前的23价肺炎球菌疫苗是多糖疫苗,在<2岁的孩子体内难以产生有效的保护性抗体,所以23价肺炎球菌疫苗不适合<2岁的孩子。13价肺炎球菌疫苗是多糖结合疫苗(一般简称"结合疫苗"),对于2岁以上没接种过任何肺炎球菌疫苗的孩子来说,如果符合23价疫苗适用人群,13价和23价疫苗都推荐接种;如果不符合23价疫苗适用人群,则推荐接种13价疫苗。

问 2岁以上没接种过肺炎球菌疫苗的高危人群,如果13价结合疫苗和23价多糖疫苗都接种的话,应该先接种哪个?

答 建议先接种13价结合疫苗,再接种23价多糖疫苗。

问 23价肺炎球菌多糖疫苗(PPSV23)和13价肺炎球菌结合疫苗(PCV13)要间隔多久接种?

答 若先接种PCV13再接种PPSV23:2~64岁间隔至少8周,65岁及以上间隔至少1年。若先接种PPSV23再接种PCV13:2~18岁间隔至少8周,19岁及以上间隔至少1年。

13. 麻腮风疫苗

【疫苗名称】

麻腮风疫苗的全称是麻疹腮腺炎风疹联合减毒活疫苗,英文缩写是MMR。

【预防的疾病】

可预防麻疹、流行性腮腺炎和风疹。

【不接种的危害】

麻疹是一种由病毒引起的疾病,传染性极强。在1963年麻疹疫苗被批准使用并广泛接种之前,麻疹在全球每年估计造成260万人死亡。直到2017年,全球每年还有11万人死于麻疹,其中大多数是5岁以下儿童。

如果不接种麻腮风疫苗,流行性腮腺炎在全球的发病率为100/10万~1000/10万,2018年我国有25.9万例流行性腮腺炎病例报告。青春期后男性患流行性腮腺炎后15%~30%会发生附睾睾丸炎;如果不接种疫苗,30%~50%流行性腮腺炎睾丸炎患者会出现睾丸萎缩,双侧睾丸炎可能导致生育能力下降,但很少会导致不育症。青春后期女性患流行性腮腺炎后有5%会发生卵巢炎。

孕早期感染风疹病毒有90%的可能性把病毒传给胎儿,可能导致流产、死胎或先天性缺陷(先天性风疹综合征)。美国1964~1965年发生风疹流行时,估计造成胎儿死亡11 250多例,先天性风疹综合征20 000多例,耳聋8 000多例,儿童失明3 580多例,儿童精神发育迟滞1 800例。风疹疫苗通常只要接种1剂就可以获得长期免疫力。

【疫苗种类】

麻腮风疫苗都是减毒活疫苗。

【适用年龄】

适用于8月龄以上的人。

【接种程序】

自2020年6月起,我国在全国范围内实施2剂次麻腮风疫苗的免疫程序,即在8月龄和18月龄各接种1剂次。部分地区共接种3剂次麻腮风疫苗,比如上海市实施在8月龄、18月龄和6岁各接种1剂次。

【接种部位和接种途径】

上臂外侧三角肌下缘,皮下注射。

【补种原则】

补足2剂麻腮风疫苗,2剂间隔至少28天。

如果是第2剂延迟了,尽早补种第2剂。

【替代方案】

可以用麻疹疫苗、腮腺炎疫苗、麻风疫苗、麻腮疫苗、四痘疫苗(MMRV)等疫苗把麻疹疫苗和腮腺炎疫苗各补足2剂、风疹疫苗补足1剂。

可以使用含麻腮风疫苗成分的四痘疫苗(麻腮风-水痘联合疫苗)代替,但一般建议第1剂分开接种麻腮风疫苗和水痘疫苗,不要使用四痘疫苗,因为如果第1剂使用四痘疫苗,发生热性惊厥的风险会增大。第2剂麻腮风疫苗和水痘疫苗可以使用四痘疫苗。

【禁忌证】

(1)已知对该疫苗所含任何成分,包括辅料以及抗生素过敏者。

(2)患急性疾病、严重慢性疾病、慢性疾病的急性发作期和发热者。

(3)妊娠期妇女。

(4)免疫缺陷、免疫功能低下或正在接受免疫抑制治疗者。

(5)患脑病、未控制的癫痫和其他进行性神经系统疾病者。

【常见不良反应】

(1)接种疫苗后24小时内,注射部位可能会出现疼痛和触痛,多数会在2~3天内自己消失。

(2)接种疫苗后1~2周内,可能会出现一过性的发热反应,轻度发热一般持续1~2天会自己缓解,必要时可使用退热药对症处理。

(3)接种疫苗后6~12天,可能会出现散在皮疹,出疹时间一般不超过2天,通常不需要特殊处理。

(4)可能会发生轻度腮腺和唾液腺肿大,一般会在1周内自行好转。

【注意事项】

静脉注射免疫球蛋白等含抗体产品后,建议参考本书附录二的间隔时间来接种含麻疹或水痘成分的疫苗(比如麻腮风疫苗、水痘疫苗、四痘疫苗)。如果接种含麻疹或水痘成分的疫苗后14天内需要使用含抗体产品,建议参考本书附录二的间隔时间来重新接种相应疫苗。

【常见问题】

(问) 如果8月龄时接种的是麻风疫苗,只在18月龄接种了1剂麻腮风疫苗,需要再补1剂麻腮风疫苗吗?

(答) 最好再补1剂麻腮风疫苗。麻疹疫苗和腮腺炎疫苗都是最好在1岁后接种2剂。两剂麻腮风疫苗间隔至少28天。

(问) 如果只预防麻疹,也需要接种麻腮风疫苗吗?

(答) 我国有单独的麻疹疫苗,但只作为应急储备使用。为预防麻疹,可使用含有麻疹疫苗的联合疫苗,比如麻腮风疫苗、麻风疫苗(麻疹风疹联合减毒活疫苗)、麻腮疫苗(麻疹腮腺联合减毒疫苗)。

问 麻腮风疫苗接种后多久可以起效？

答 麻腮风疫苗在接种后至少14天起效，其他疫苗也大多数是14天起效。

问 患过流行性腮腺炎是否还需要接种麻腮风联合疫苗？

答 麻腮风联合疫苗可预防麻疹、流行性腮腺炎、风疹三种疾病。患过流行性腮腺炎后，接种麻腮风联合疫苗可以预防另外两种传染病，所以仍然需要接种麻腮风疫苗。

问 青霉素过敏者能接种麻腮风联合疫苗吗？

答 青霉素过敏和接种疫苗没有必然联系。只有当疫苗中含有青霉素成分，才不能接种。如果没有这种成分，是可以接种的，如果怀疑孩子对某种疫苗成分过敏，在接种前咨询医生后再决定是否接种。

14.流脑疫苗

【疫苗名称】

流脑疫苗的正式名称是脑膜炎双球菌疫苗或脑膜炎球菌疫苗。

【预防的疾病】

流脑疫苗就是预防流脑的。流脑是流行性脑膜炎或流行性脑脊髓膜炎的简称。流脑是脑膜炎双球菌(又称为脑膜炎奈瑟球菌或脑膜炎球菌)感染引起的。

【不接种的危害】

脑膜炎球菌引起的脑膜炎如果不治疗，高达50%患者会死亡；即使存活，也有10%~20%的人会有脑损伤、听力损失或学习障碍等后遗症。

【疫苗种类】

目前我国内地已上市的流脑疫苗都是灭活疫苗，有下面这些：

(1) A群脑膜炎球菌多糖疫苗(A群流脑多糖疫苗)；

(2) A群C群脑膜炎球菌结合疫苗或A群C群脑膜炎球菌多糖结合疫苗(A群C群流脑结合疫苗)；

(3) A群C群脑膜炎球菌(结合)b型流感嗜血杆菌(结合)联合疫苗(AC流脑-Hib疫苗)；

(4) A群C群脑膜炎球菌多糖疫苗(A群C群流脑多糖疫苗)；

(5) $ACYW_{135}$群脑膜炎球菌多糖疫苗($ACYW_{135}$群流脑多糖疫苗)。

国际上还有ACYW₁₃₅群流脑结合疫苗和B群流脑结合疫苗。

结合疫苗(多糖结合疫苗)比多糖疫苗好,特别是对2岁以下的孩子,因为2岁以下孩子的免疫系统发育还不够成熟,对多糖疫苗不容易产生抗体。

ACYW₁₃₅群流脑多糖疫苗比A群C群流脑多糖疫苗好,因为"群"越多,保护范围就越广。

目前我国流脑发病率极低,最近5年每年只有100余例,所以一般来说接种国内的流脑疫苗就可以了。

【适用年龄】

(1)A群流脑多糖疫苗:一般用于6~23月龄儿童。

(2)A群C群流脑结合疫苗:一般用于3月龄或6月龄至2岁儿童(具体按说明书)。

(3)A群C群流脑多糖疫苗:≥2岁儿童及成人。

(4)ACYW₁₃₅群流脑多糖疫苗:≥2岁儿童及成人。

【接种程序】

(1)A群流脑多糖疫苗:接种2剂,分别于6月龄、9月龄各接种1剂。

(2)A群C群流脑结合疫苗:按说明书接种2剂或3剂,各剂间隔1个月。

(3)A群C群流脑多糖疫苗:接种2剂,分别于3周岁、6周岁各接种1剂。

(4)ACYW₁₃₅群流脑多糖疫苗:接种2剂,分别于3周岁、6周岁各接种1剂。

【接种部位和接种途径】

(1)A群流脑多糖疫苗:上臂外侧三角肌附着处,皮下注射。

(2)A群C群流脑结合疫苗:上臂外侧三角肌,肌内注射。

(3)A群C群流脑多糖疫苗:上臂外侧三角肌下缘附着处,皮下注射。

(4)ACYW₁₃₅群流脑多糖疫苗:上臂外侧三角肌附着处,皮下注射。

【补种原则】

(1)<24月龄儿童补齐A群流脑多糖疫苗剂次。A群流脑多糖疫苗两剂次间隔≥3个月。

(2)≥24月龄儿童补齐A群C群流脑多糖疫苗剂次,不再补种A群流脑多糖疫苗。

(3)A群C群流脑多糖疫苗第1剂与A群流脑多糖疫苗第2剂,间隔≥12个月。

(4)A群C群流脑多糖疫苗两剂次间隔≥3年。

(5)≤18月龄儿童,如已按流脑结合疫苗说明书接种了规定的剂次,可视为完成流脑疫苗基础免疫;加强免疫应在3岁和6岁时各接种1剂流脑多糖疫苗(A群C群流脑多糖疫苗或ACYW$_{135}$群流脑多糖疫苗)。

(6)≥2岁儿童,如果已经完成A群流脑多糖疫苗或A群C群流脑结合疫苗的剂次,并且接种了1剂A群C群流脑多糖疫苗,可以用ACYW$_{135}$群流脑多糖疫苗代替第2剂A群C群流脑多糖疫苗(与第1剂A群C群流脑多糖疫苗间隔至少3年)。

(7)≥2岁儿童,如果没接种过任何流脑疫苗,可以直接接种2剂ACYW$_{135}$群流脑多糖疫苗(间隔至少3年)。

【替代方案】

(1)A群流脑多糖疫苗可以用A群C群流脑结合疫苗或AC流脑-Hib代替:

① A群C群流脑结合疫苗的接种程序是:<2岁儿童按说明书接种2剂或3剂,间隔至少1个月。

② AC流脑-Hib疫苗的接种程序是:2~5月龄开始接种,共接种3剂;6~11月龄开始接种,接种2剂,间隔1个月;12~71月龄开始接种,只要接种1剂。

(2)A群C群流脑多糖疫苗可以用ACYW$_{135}$群流脑多糖疫苗代替。ACYW$_{135}$群流脑多糖疫苗的接种程序是:接种2剂,分别于3周岁、6周岁各接种1剂(跟A群C群流脑多糖疫苗的接种时间一样)。

(3)ACYW$_{135}$群流脑结合疫苗可以代替目前国内的所有流脑疫苗,按说明书接种了这个疫苗之后,就不用接种国内的任何流脑疫苗了(包括A群流脑多糖疫苗、A群C群流脑结合疫苗、A群C群流脑多糖疫苗和ACYW$_{135}$群流脑多糖疫苗)。

【禁忌证】

(1)A群流脑多糖疫苗、A群C群流脑多糖疫苗:

① 已知对该疫苗的任何成分过敏者。

② 患急性疾病、严重慢性疾病、慢性疾病的急性发作期和发热者。

③ 患脑病、未控制的癫痫和其他进行性神经系统疾病者。

(2)A群C群流脑结合疫苗:

① 患癫痫、脑部疾病及有惊厥、过敏史者。

② 患肾脏病、心脏病及活动性结核者。

③ 患急性传染病及发热者。

④ 对破伤风类毒素过敏者。

⑤ 已知对疫苗的某种成分过敏,尤其是对破伤风类毒素过敏者,或者先前

接种本疫苗过敏者。

⑥ HIV感染者。

（3）ACYW$_{135}$群流脑多糖疫苗：

① 对疫苗及其成分过敏者。

② 患癫痫、脑部疾病者及有过敏史者。

③ 患肾脏病、心脏病、活动性结核者，HIV感染者及其他急性疾病者。患严重慢性疾病、慢性疾病的急性发作期者。

④ 患急性传染病及发热者。

⑤ 妊娠妇女。

【常见不良反应】

（1）A群流脑多糖疫苗、A群C群流脑多糖疫苗：①接种后24小时内，在注射部位可出现疼痛和触痛，注射局部有红肿、浸润等轻、中度反应，多数在2~3天内自行消失。②接种疫苗后可出现一过性发热反应。大多数是轻度发热，持续1~2天后会自己缓解，一般不需要处理。

（2）A群C群流脑结合疫苗：偶有短暂的发热、皮疹、头晕、头痛、乏力、食欲减退、腹痛腹泻等不良反应，注射部位可出现压痛、瘙痒和红肿，多数会自行缓解。

（3）ACYW$_{135}$群流脑多糖疫苗：①局部不良反应：接种部位疼痛、红肿、肿胀、瘙痒。②全身不良反应：发热、头痛、乏力、嗜睡、恶心呕吐、腹泻、食欲不振、肌痛和皮疹，大多数会在72小时内自行消失。

【注意事项】

目前国内的流脑疫苗和ACYW$_{135}$群流脑结合疫苗还没有一致的衔接方案，需要接种的话可咨询当地接种机构。

【常见问题】

（问）流脑疫苗接种程序好复杂，有没有简单一点的接种方案？

（答）有。方法一（最简单的方案）：按预防接种证上的时间接种免费的流脑疫苗。目前我国流脑发病率非常低，只接种免费的流脑疫苗风险也是非常小的。方法二（性价比最高的方案）：孩子满3个月时，咨询接种人员能否接种A群C群流脑结合疫苗，3岁和6岁时咨询能否接种ACYW$_{135}$群流脑多糖疫苗。

（问）B群脑膜炎双球菌疫苗和四价脑膜炎双球菌结合疫苗有必要接种吗？

（答）虽然有一定比例的人携带有脑膜炎双球菌，但这种细菌通常是无害共生携带的，所以我们不能只看脑膜炎双球菌的感染率，而要看其引起的流脑病例数。2018年我国内地报告流脑发病数只有104例,死亡数10人。所以也不能只看B群脑膜炎双球菌引起的脑膜炎球菌性疾病所占比例,还要看具体的病例数;即使我国内地报告的流脑病例100%都是B群脑膜炎双球菌引起的,其总数也只有104例。所以在我国内地,接种了免费的流脑疫苗之后,感染脑膜炎双球菌的风险是很低的,B群脑膜炎双球菌疫苗和四价脑膜炎双球菌结合疫苗(即ACYW₁₃₅群流脑结合疫苗)在我国内地都还没有上市,家长可以根据家庭经济条件和接种疫苗的便利程度等情况来决定是否接种。

(问) 脑膜炎球菌多糖疫苗是否可与减毒活疫苗同时接种?

(答) 可以同时接种,但每次应在不同部位接种。

15. AC流脑-Hib疫苗

【疫苗名称】

AC流脑-Hib疫苗的全称是A群C群脑膜炎球菌(结合)b型流感嗜血杆菌(结合)联合疫苗。

【预防的疾病】

可以预防A群、C群脑膜炎球菌和b型流感嗜血杆菌引起的感染性疾病,比如脑脊髓膜炎、肺炎、败血症、会厌炎等。

【疫苗种类】

AC流脑-Hib疫苗是灭活疫苗。

【适用年龄】

适用于2~71月龄儿童。

【接种程序】

2月龄开始接种,共3剂,各剂间隔1个月。

【接种部位和接种途径】

上臂三角肌,肌内注射。

【补种原则】

如果6~11月龄开始接种,共接种2剂,间隔1个月。如果12~71月龄开始接种,只要接种1剂。

【替代方案】

（1）单独的A群C群流脑结合疫苗+五联疫苗。

（2）单独的A群C群流脑结合疫苗+四联疫苗。

（3）单独的A群C群流脑结合疫苗+单独的Hib疫苗。

【禁忌证】

（1）已知对该疫苗的任何成分过敏者，特别是对破伤风类毒素过敏者。

（2）患脑病、未控制的癫痫、抽风和其他进行性神经系统疾病者。

（3）严重心脏病、高血压、肝脏疾病、肾脏疾病、活动性结核病患者及HIV感染者。

（4）患急性疾病、严重慢性疾病、慢性疾病的急性发作期和发热者。

【常见不良反应】

局部不良反应：常见发红、肿胀、硬结、疼痛，偶见水疱、瘙痒。

全身不良反应：发热、烦躁、腹泻、厌食、呕吐、乏力、皮疹。

不良反应主要发生在接种后24小时内，一般不需要处理，可自行缓解。

16.乙脑疫苗

【疫苗名称】

乙脑的全称是流行性乙型脑炎，英文名是"Japanese encephalitis"，所以又称为"日本脑炎"，乙脑疫苗也就又称为"日本脑炎疫苗"。

【预防的疾病】

乙脑疫苗用于预防流行性乙型脑炎。

【不接种的危害】

蚊子可从猪或水禽中获得乙脑病毒感染，受感染的蚊子叮咬人类时就把乙脑病毒传播给人类。每200例人类乙脑病毒感染病例中大约会有1例出现急性高热、头痛、颈部僵硬、定向障碍、昏迷、癫痫、痉挛性瘫痪和死亡等严重的疾病症状，出现这些疾病症状的患者的病死率可高达30%；即使存活，也有20%~30%的人会出现永久性的神经后遗症。

【疫苗种类】

乙脑疫苗有两种：乙型脑炎减毒活疫苗和乙型脑炎灭活疫苗。

【适用年龄】

（1）乙脑减毒活疫苗：8月龄以上健康儿童及由非疫区进入疫区的儿童和成人。

（2）乙脑灭活疫苗：6月龄至10周岁儿童和由非疫区进入疫区的儿童和成人。

【接种程序】

（1）乙脑减毒活疫苗：共接种2剂。8月龄、2周岁各接种1剂。

（2）乙脑灭活疫苗：共接种4剂。8月龄接种2剂，间隔7~10天；2周岁和6周岁各接种1剂。

【接种部位和接种途径】

乙脑减毒活疫苗和乙脑灭活疫苗都是在上臂外侧三角肌下缘，皮下注射。

【补种原则】

未接种乙脑疫苗的儿童：①如果使用乙脑减毒疫苗进行补种，应补齐2剂，接种间隔≥12个月；②如果使用乙脑灭活疫苗进行补种，应补齐4剂，第1剂与第2剂接种间隔为7~10天，第2剂与第3剂接种间隔为1~12个月，第3剂与第4剂接种间隔≥3年。

【禁忌证】

（1）乙脑减毒活疫苗：

①已知对该疫苗所含的任何成分，包括辅料以及抗生素过敏者。

②患急性疾病、严重慢性疾病、慢性疾病的急性发作期和发热者。

③妊娠期妇女。

④免疫缺陷、免疫功能低下或正在接受免疫抑制治疗者。

⑤患脑病、未控制的癫痫和其他进行性神经系统疾病者。

（2）乙脑灭活疫苗：

①已知对该疫苗所含的任何成分，包括辅料、甲醛以及抗生素过敏者。

②患急性疾病、严重慢性疾病、慢性疾病的急性发作期和发热者。

③妊娠期妇女。

④患脑病、未控制的癫痫和其他进行性神经系统疾病者。

【常见不良反应】

（1）乙脑减毒活疫苗

①接种疫苗24小时内，注射部位可能出现疼痛和触痛，一般会在2~3天内自行消失。

② 接种疫苗后1~2周内,可能出现一过性发热反应,大多数是轻度发热,一般不需要处理,持续1~2天会自行缓解。

③ 接种疫苗后偶有散在皮疹出现,一般不需要特殊处理。

（2）乙脑灭活疫苗

在接种疫苗后24小时内,可出现一过性发热反应,大多数是轻度发热,不需要处理,一般持续1~2天会自行缓解。

【注意事项】

青海、新疆和西藏地区无免疫史的居民迁居其他省份或在乙脑流行季节前往其他省份旅行时,建议接种1剂乙脑减毒活疫苗。

17. 水 痘 疫 苗

【疫苗名称】

水痘疫苗的全称是水痘减毒活疫苗。

【预防的疾病】

水痘疫苗可以预防水痘。

【不接种的危害】

水痘带状疱疹病毒既可引发水痘,又可引发带状疱疹,这种病毒具有高度传染性,如果不接种疫苗,大多数人都会在中年期前感染水痘带状疱疹病毒。据保守估计,全球每年有420万例需要住院的水痘疾病严重并发症病例以及4 200人死亡。发达国家在使用水痘疫苗之前,水痘病死率约为3/100 000。

水痘疫苗尚未纳入国家免疫规划,在我国大多数地区不是儿童免费接种的疫苗。但是,水痘极易在群体中引起暴发,我国每年患水痘的儿童多达数十万。建议适龄儿童在经济能力允许的情况下,接种水痘疫苗。

【疫苗种类】

水痘疫苗都是减毒活疫苗。

【适用年龄】

12月龄以上的人可以接种。

【接种程序】

一般推荐接种2剂水痘疫苗。12~15月龄接种第1剂,4~6岁接种第2剂。

必要时(比如有疫情暴发)第2剂可以提前接种,但要和第1剂间隔至少3个月。

【接种部位和接种途径】

在上臂外侧三角肌下缘附着处,皮下注射。

【补种原则】

(1)＜13岁:接种2剂,间隔至少3个月。

(2)≥13岁:接种2剂,间隔至少28天。

【替代方案】

可以使用含水痘疫苗成分的四痘疫苗(麻腮风-水痘联合疫苗)代替,但一般建议第1剂分开打麻腮风疫苗和水痘疫苗,不要使用四痘疫苗;因为第1剂使用四痘疫苗的话,发生热性惊厥的风险会增大。第2剂麻腮风疫苗和水痘疫苗可以使用四痘疫苗。

【禁忌证】

(1)已知对该疫苗所含任何成分,包括辅料以及抗生素过敏者。

(2)患急性疾病、严重慢性疾病、慢性疾病的急性发作期和发热者。

(3)妊娠期妇女。

(4)免疫缺陷、免疫功能低下或正在接受免疫抑制治疗者。

(5)患脑病、未控制的癫痫和其他进行性神经系统疾病者。

【常见不良反应】

一般接种后24小时内,在注射部位可出现疼痛和触痛,多数在2~3天内自行消失。

接种疫苗后1~2周内可能出现一过性发热反应,大多数是轻度发热,一般持续1~2天,不需要处理也可自行缓解。

接种疫苗后72小时内可能有轻微皮疹,出疹时间一般不超过2天。

【注意事项】

水痘疫苗也可用于暴露后预防。如果没接种过水痘疫苗,可在暴露于水痘病毒(比如和水痘患者密切接触)后3~5天内接种第1剂水痘疫苗,按补种原则在28天或3个月后接种第2剂;如果只接种过1剂水痘疫苗,可在暴露于水痘病毒后3~5天内接种第2剂水痘疫苗(按补种原则和第1剂水痘疫苗间隔至少28天或3个月)。水痘疫苗暴露后接种可以预防感染,也可减轻发病患者的严重程度。

【常见问题】

问 打水痘疫苗后出现皮疹,会传染给别人吗?

答　接种水痘疫苗后,有1%~3%的人会在注射部位出现2~5个皮疹,3%~5%的人在接种后1个月内会出现泛发性水痘样皮疹。虽然疫苗病毒很少会从健康人传播到对水痘没有免疫力的人,而且疫苗相关水痘的继发性病例一般病情较轻,但接种水痘疫苗后出现皮疹的人,在皮疹消退前应该避免和对水痘没有免疫力的人(特别是孕妇和免疫功能受损的人)发生身体接触。

18. 四 痘 疫 苗

【疫苗名称】

四痘疫苗也称四痘混合疫苗,目前还没有在我国内地上市,在香港的全称是麻疹、流行性腮腺炎、德国麻疹及水痘混合疫苗,英文缩写是MMRV。

【预防的疾病】

可以预防麻疹、流行性腮腺炎、风疹(又称为"德国麻疹")和水痘。

【疫苗种类】

四痘疫苗是减毒活疫苗。

【适用年龄】

四痘疫苗通常用于12月龄及以上的人,必要时也可从9月龄开始接种。

【接种程序】

常规在12月龄分开接种1剂麻腮风疫苗和1剂水痘疫苗,在18月龄接种1剂四痘疫苗。

【接种部位和接种途径】

较小儿童首选部位为大腿前外侧,较大儿童、青少年和成人首选部位为上臂三角肌。采用肌内注射或皮下注射。

【补种原则】

四痘疫苗和含麻疹、腮腺炎、风疹成分的疫苗间隔至少28天,和水痘疫苗间隔分别为:＜13岁至少3个月;≥13岁至少28天。

【替代方案】

四痘疫苗可以用麻腮风疫苗和水痘疫苗来代替。

【禁忌证】

如果孩子有以下情况,请告诉医师:

（1）对该疫苗任何成分有严重过敏反应。

（2）接种第1剂四痘疫苗后曾出现危及生命的过敏反应。

（3）免疫系统被疾病（比如癌症或HIV感染）或药物治疗（比如放疗、化疗、使用类固醇、免疫疗法）削弱。

（4）本人或父母、兄弟姐妹有惊厥史。

（5）父母或兄弟姐妹有免疫系统疾病史。

（6）曾经有过容易瘀伤或容易出血的情况。

（7）怀孕或正在备孕。

（8）正在使用水杨酸盐药物（比如阿司匹林）。接种含水痘成分的疫苗后6周内应避免使用水杨酸盐。

（9）最近有输血或使用其他血液制品。建议推迟接种至少3个月。

（10）有结核病。

（11）过去4周内接种了其他活疫苗。两种活疫苗如果不同时接种，应该间隔至少4周，否则可能影响效果。

（12）正在患中度或严重疾病。

【常见不良反应】

接种后可能出现以下反应：

（1）注射部位酸痛，发红或出疹子，发热，脸颊或颈部腺体肿胀。这些反应通常在接种后2周内出现。

（2）热性惊厥。

（3）血小板计数暂时低下，可能导致异常出血或皮肤淤青。

（4）肺部感染（肺炎）或脑部感染（脑炎）或脑脊髓膜感染（脑膜炎）。

（5）全身皮疹。

【注意事项】

一般建议第1剂分开接种麻腮风疫苗和水痘疫苗，不要使用四痘疫苗；因为如果第1剂使用四痘疫苗，发生热性惊厥的风险会增大。第2剂麻腮风疫苗和水痘疫苗可以使用四痘疫苗。

静脉注射免疫球蛋白等含抗体产品后，建议参考本书附录二的间隔时间来接种含麻疹或水痘成分的疫苗（比如麻腮风疫苗、水痘疫苗、四痘疫苗）。如果接种含麻疹或水痘成分的疫苗后14天内需要使用含抗体产品，建议参考本书附录二的间隔时间来重新接种相应疫苗。

19. 甲 肝 疫 苗

【疫苗名称】

甲肝疫苗的全称是甲型肝炎疫苗。

【预防的疾病】

用于预防甲型病毒性肝炎(简称"甲肝")。

【不接种的危害】

甲肝主要经粪—口途径传播,好发于儿童及青少年,主要表现为食欲减退、恶心呕吐、乏力、肝大及肝功能异常。2005年全球有1.26亿人患急性甲肝,死亡人数为35 245人。

【疫苗种类】

甲肝疫苗有灭活疫苗和减毒活疫苗。

【适用年龄】

(1)甲肝灭活疫苗:适用于1岁以上的人。

(2)甲肝减毒活疫苗:适用于18月龄以上的人。

【接种程序】

(1)甲肝灭活疫苗:共接种2剂,18月龄和24月龄各接种1剂。

(2)甲肝减毒活疫苗:只要1剂,常规在18月龄接种。

【接种部位和接种途径】

(1)甲肝灭活疫苗:上臂外侧三角肌,肌内注射。

(2)甲肝减毒活疫苗:上臂外侧三角肌下缘,皮下注射。

【补种原则】

(1)未接种甲肝疫苗者,如果使用甲肝灭活疫苗进行补种,应补齐2剂,接种间隔≥6个月;如果使用甲肝减毒活疫苗进行补种,只要补种1剂。

(2)如果已经接种过1剂次甲肝灭活疫苗,但没有条件接种第2剂甲肝灭活疫苗时,可以接种1剂甲肝减毒活疫苗完成补种。

【禁忌证】

(1)甲肝灭活疫苗:

①已知对该疫苗所含的任何成分,包括辅料、甲醛和抗生素过敏者。

② 妊娠期妇女。

③ 患急性疾病、严重慢性疾病、慢性疾病的急性发作期、发热者。

④ 患未控制的癫痫和其他进行性神经系统疾病者。

（2）甲肝减毒活疫苗：

① 已知对该疫苗所含的任何成分，包括辅料和抗生素过敏者。

② 妊娠期妇女。

③ 患急性疾病、严重慢性疾病、慢性疾病的急性发作期、发热者。

④ 免疫缺陷、免疫功能低下或正在接受免疫抑制剂治疗者。

⑤ 患未控制的癫痫和其他进行性神经系统疾病者。

【常见不良反应】

（1）甲肝灭活疫苗：少数人可能轻度低热反应，局部疼痛、红肿，一般在72小时内会自行缓解。

（2）甲肝减毒活疫苗：

① 接种后24小时内，注射部位可能出现疼痛和触痛，一般会在2~3天内自行消失。

② 接种后1~2周内，可能会出现一过性发热反应，大多数是轻度发热反应，一般持续1~2天后会自行缓解。

③ 接种后可能会出现皮疹，一般不需要特殊处理。

20. 甲乙肝疫苗

【疫苗名称】

甲乙肝疫苗的全称是甲、乙型肝炎联合疫苗。

【预防的疾病】

可以预防甲型肝炎病毒感染和乙型肝炎病毒感染。

【疫苗种类】

甲乙肝疫苗是灭活疫苗。

【适用年龄】

适用于1岁以上人群。1~15岁人群接种儿童剂量，16岁及以上人群接种成人剂量。

【接种程序】

完成接种程序共3剂,分别在0、1、6个月接种。

【接种部位和接种途径】

上臂三角肌,肌内注射。

【替代方案】

可以用分开的甲肝疫苗和乙肝疫苗来代替。

【禁忌证】

(1)已知对该疫苗所含任何成分,包括辅料以及甲醛过敏者。

(2)患急性疾病、严重慢性疾病、慢性疾病的急性发作期和发热者。

(3)妊娠期妇女。

(4)患未控制的癫痫和其他进行性神经系统疾病者。

【常见不良反应】

一般接种后24小时内,注射部位可出现疼痛和触痛,多数情况下可在2~3天内自行消失。

【注意事项】

因为甲乙肝疫苗不能用于1岁以下的婴儿,而乙肝疫苗的常规接种程序是在出生时、1月龄、6月龄各接种一剂,所以常规接种一般使用分开的乙肝疫苗和甲肝疫苗。若乙肝疫苗1岁以前未能接种,则可以在1岁以后接种甲乙肝疫苗。

21.流感疫苗

【预防的疾病】

流感疫苗通常是指季节性流感疫苗,可以预防季节性流感。

【不接种的危害】

流感可导致严重疾病甚至死亡。据估计,流感每年在全球造成300万~500万严重病例,29万~65万例流感相关死亡。我国最新研究估计,2010~2011年至2014~2015年流感季,全国平均每年有8.8万例流感相关呼吸系统疾病超额死亡。香港在2018~2019年冬季流感季报告流感相关死亡数是357例,2017年夏季流感季报告流感相关死亡数是431例。每年流感流行季节,儿童流感罹患率约为20%~30%;在某些高流行季节可高达50%左右;美国在2018~2019年流感季有116例流感相关儿童死亡病例报告,49%死亡病例是没有已知基础疾病的,在89名≥6月龄的儿童死亡病例中有70%是没在该流感季接种流感疫苗的。

非高风险人群虽然患流感后一般不会导致严重问题,可以在7天内自愈(咳嗽可能会持续14天或更久),但如果家庭中有高风险人群,非高风险的人可能会携带流感病毒传染给家人,给家人带来风险。流感在高峰期间也会使医院不堪重负,每年流感季我国的儿科门急诊都会人满为患。

【疫苗种类】

流感疫苗有流感灭活疫苗(IIV)、流感减毒活疫苗(LAIV)和流感重组疫苗(RIV)。

流感疫苗又分为三价和四价两种类型。三价疫苗包含甲流病毒的两种亚型和一种乙流病毒;四价疫苗在三价疫苗的基础上增加了一种乙流病毒。

我国已上市的流感疫苗有以下4种:①四价流感病毒裂解疫苗(0.5 mL剂量);②流感病毒裂解疫苗(0.5 mL剂量);③流感病毒裂解疫苗(0.25 mL剂量);④流感病毒亚单位疫苗(0.5 mL剂量)。

流感病毒裂解疫苗和流感病毒亚单位疫苗都属于灭活疫苗。

四价流感病毒裂解疫苗是四价的,流感病毒裂解疫苗和流感病毒亚单位疫苗都是三价的。

据媒体报道,我国生产的冻干鼻喷流感减毒活疫苗上市申请已于2020年2月26日获批,但受流感疫苗销售季节性影响等因素,疫苗正式上市时间还不确定。此次获批上市的流感减毒活疫苗是三价疫苗,适用3~17岁人群。鼻喷流感减毒活疫苗采用鼻腔喷雾的方式接种,不用打针,与流感灭活疫苗一样建议每年接种。

【适用年龄】

在我国上市的流感疫苗,0.25 mL剂量的适用于6~35月龄儿童,0.5 mL剂量的适用于3岁及以上的儿童和成年人。

在国外,有些0.5 mL剂量的流感疫苗也适用于6~35月龄儿童,具体应按说明书使用。

【接种程序】

流感疫苗在每年(每个流感季)都要接种。北半球(比如中国和美国)的流感季大约是10月至次年5月,南半球(比如澳大利亚)的流感季大约是每年4月至9月。

(1)6月龄至8岁儿童:首次接种需要2剂,间隔≥4周;上个流感季接种过≥1

剂的儿童每个流感季只需接种1剂。

（2）9岁及以上儿童和成人：每个流感季只需接种1剂。

【接种部位和接种途径】

6~12月龄婴儿首选注射部位是大腿前外侧，1岁及以上儿童和成人首选上臂三角肌。流感病毒裂解疫苗和亚单位疫苗的接种采用肌内注射（皮内注射制剂除外）。

【替代方案】

最好使用同样的疫苗完成同一流感季的接种程序，但如果第1剂的疫苗没货了，可以用其他疫苗完成接种程序，比如第1剂是四价的、第2剂用三价的，或第1剂是裂解病毒的、第2剂用亚单位的，第2剂也可以用其他厂家的疫苗。

【禁忌证】

（1）对疫苗中所含任何成分（包括辅料、甲醛、裂解剂及抗生素）过敏者。

（2）患伴或不伴发热症状的轻中度急性疾病者，建议症状消退后再接种。

（3）上次接种流感疫苗后6周内出现吉兰-巴雷综合征（一组病因未明，继发于上呼吸道感染、疫苗接种等诱因的多发性周围神经病），不是禁忌证，但应特别注意。

【常见不良反应】

局部反应：接种部位红晕、肿胀、硬结、疼痛、烧灼感。

全身反应：发热、头痛、头晕、嗜睡、乏力、肌痛、周身不适、恶心、呕吐、腹痛、腹泻。

这些反应通常是轻微的，并在几天内自行消失。

研究表明四价和三价灭活流感疫苗在安全性上没有差别，国产和进口流感疫苗的安全性也没有显著性差异。

【常见问题】

问　流感疫苗有用吗？

答　有。如果流行病毒和疫苗病毒匹配度高的话，流感疫苗对流感样疾病的预防率为50%~80%。即使流行病毒和疫苗病毒匹配度低，流感疫苗仍可显著降低流感并发症和流感相关死亡的风险。在2010~2011年至2015~2016年的6个流感季节中，流感疫苗接种每个季度在美国预防了约160万至670万例疾病、79万至310万例门诊就诊、39 000~87 000例住院，以及3 000~10 000例呼吸和循环系统疾病导致的死亡。

问　哪些人应该接种流感疫苗？

答 美国疾控中心(CDC)从2010年开始就建议所有≥6月龄的人每年接种流感疫苗,除非因为有禁忌证而不能接种。香港卫生署也建议,基于流感疫苗是安全和有效的,而健康人也可能患上严重流感,因此,除了个别有已知禁忌证的人以外,所有满6个月或以上的人都应该接种流感疫苗。

问 哪些人应优先接种流感疫苗?

答 我国推荐以下人群为流感疫苗优先接种对象:①6~23月龄的婴幼儿。②2~5岁儿童。③60岁及以上老年人。④特定慢性病患者。⑤医务人员。⑥6月龄以下婴儿的家庭成员和看护人员。⑦孕妇(孕妇在孕期的任一阶段均可接种灭活流感疫苗)或准备在流感季节怀孕的女性。

问 已接种b型流感嗜血杆菌结合疫苗(Hib疫苗)还要接种流感疫苗吗?

答 要。Hib疫苗针对的是b型流感嗜血杆菌,流感疫苗针对的是流感病毒,它们是两种不同的疫苗,不能互相代替。

问 什么时候会有流感疫苗供应?

答 请咨询当地接种机构。一般每年早在8月份,晚则10月份会开始供应当季的流感疫苗。

问 流感疫苗应该在什么时候接种?

答 北半球(比如中国和美国)的流感季大约是10月至次年5月,南半球(比如澳大利亚)的流感季大约是4月至9月,热带地区则全年都可能发生。香港每年有两个流感高峰期:1~3月或4月和7~8月。同一个半球(比如中国跟美国)的流感疫苗病毒株是一样的,但南北半球流感疫苗的病毒株可能是不同的。

为保证在流感高峰期前获得保护,北半球一般建议在每年10月底前完成接种(需要接种2剂疫苗的孩子,最好在10月底前完成第2剂接种)。如果不能在10月底前完成接种的话,只要还有疫苗供应,仍然建议接种。

问 接种流感疫苗后多久可以产生抗体?

答 通常接种流感疫苗2~4周后可以产生具有保护水平的抗体。

问 为什么接种流感疫苗后还会患流感?

答 首先,疫苗的效力不是100%的。其次,流感的潜伏期通常在1~4天,如果在产生足够抗体之前被感染,就可能会得流感。最后,有一些其他疾病(比如普通感冒)会产生类似流感的症状,而流感疫苗并不能预防这些疾病。另外,流感疫苗除了降低患流感的风险以外,还有一个作用是降低得流感后发生严重并发症的风险。

问 三价流感疫苗好还是四价流感疫苗好?

答　由于四价灭活疫苗比三价灭活疫苗多一种乙型流感病毒的保护,所以如果可以选择的话,建议优先选择四价灭活疫苗,但如果当地只有三价疫苗而没有四价疫苗时,不建议为了等四价疫苗而推迟接种。

问　怎么知道流感疫苗是三价的还是四价的?

答　看疫苗盒子或说明书。目前来说,我国的流感病毒裂解疫苗和流感病毒亚单位疫苗是三价的,四价流感病毒裂解疫苗是四价的。

问　流感疫苗为什么每年都要接种?

答　因为疫苗保护力会随着时间推移而逐渐减弱。

问　接种流感疫苗会降低免疫力吗? 以后每年都要接种吗?

答　流感疫苗不会降低免疫力。接种疫苗是增强"免疫力",建议每年都接种流感疫苗是因为疫苗保护力会随着时间推移而逐渐减弱,而不是因为疫苗使身体免疫力下降了。以后不接种疫苗的话免疫力只是恢复正常水平,而不是疫苗使免疫力下降了。

问　今年上半年接种了流感疫苗,下半年还要接种吗?

答　要。因为上半年的疫苗跟下半年的疫苗通常不是同一个流感季的,所含的病毒株可能不同;即使病毒株一样,疫苗保护力也会随着时间推移而逐渐减弱,所以每个流感季都应接种流感疫苗。

问　流感疫苗要接种几剂?

答　分以下几种情况:①≥9 岁的儿童及成人,即使是第一次接种也只要 1剂。②≥6 个月且 <9 岁的儿童,第一次接种流感疫苗要接种 2 剂(间隔至少 4 周,不能一次把 2 剂都接种了)。如果在以前的流感季接种过共 2 剂流感疫苗(无论是三价的还是四价的,无论是否在同一流感季或连续两个流感季接种的)且间隔≥4 周的话,本流感季就只要接种 1 剂。对于过去曾接种过 1 剂流感疫苗的未满 9岁儿童,疾控中心和香港卫生署都建议本流感季接种 1 剂疫苗,而美国疾控中心是建议接种 2 剂。③对于需要接种 2 剂次的孩子,如果在 8 岁 11 个月时接种了第1 剂,也应在 4 周后接种第 2 剂(即使接种第 2 剂时已经满 9 岁了)。

问　为什么接种人员说 3 岁内不能打流感疫苗?

答　其实是能的。可能因为当地没有 3 岁以下剂量的疫苗,所以工作人员说不能打。

问　还有 1 个月就满 3 岁的孩子,是现在打 0.25 mL 剂量的还是等满 3 岁后打 0.5 mL 的?

答　①对于只要接种 1 剂的孩子,如果感染流感风险高(比如当地已经到了流感高峰期)或不确定一个月后是否有0.5 mL剂量疫苗,建议现在接种0.25 mL剂量的;如果风险不高,而且预计一个月后有0.5 mL剂量疫苗,可以等满3岁后接种0.5 mL剂量的。②对于需要接种2剂的未满3岁孩子,推荐尽量在35月龄前接种第1剂,以便在满3岁前接种第2剂,否则按国内的疫苗说明书,3岁后可能就不给接种第2剂了。

(问) 未满36月龄(3岁)的孩子可以接种"成人剂量"的流感疫苗吗?

(答) 所谓"成人剂量"的流感疫苗,通常是指0.5 mL剂量的流感疫苗。有些0.5 mL剂量的疫苗说明书说该疫苗用于成年人和36月龄以上儿童,并不是只能用于成人。

虽然对2 424名儿童进行的随机对照试验显示,6~35月龄儿童使用0.5 mL剂量和使用0.25 mL剂量的四价灭活流感疫苗(IIV4)在安全性和反应原性(包括发热的发生率)相当,局部或全身不良反应无显著差异,但仍然应该按说明书建议的年龄接种。

注意:"剂量"跟"剂次数"的概念不同,对于需要接种2剂次0.25 mL剂量流感疫苗的儿童,不应该一次接种0.5 mL,而应该分成2次接种,每次0.25 mL,2次间隔≥4周(28天)。如果说明书要求接种2剂次0.5 mL的,也应该接种2次,每次0.5 mL。

(问) 对于要打两针的孩子,说明书说两针间隔2~4周,到底应该隔多久?

(答) 说明书内容通常是根据临床试验结果来定的,而指南是根据最新研究数据来建议的,所以建议按照指南间隔至少4周。

(问) 第2剂和第1剂间隔超过4周会影响疫苗效果吗?

(答) 可能产生具有保护水平抗体的时间会相应推迟,但不会影响最终的效果,尽快补上第2剂就行。

(问) 之前接种了2剂三价的,今年第一次打四价的要接种2剂次吗?

(答) 不用。接种1剂四价的就可以。

(问) 第2针疫苗可以跟第1针不同吗?

(答) 最好使用同样的疫苗完成同一流感季的接种程序,但如果第1针的疫苗没货了,可以用其他疫苗完成接种程序,比如第1针是四价的、第2针用三价的,或第1针是裂解病毒的、第2针用亚单位的,也可用其他厂家的疫苗。

(问) 鸡蛋过敏的人可以接种流感疫苗吗?

(答) 可以。《中华人民共和国药典》(2015年版)没有把对鸡蛋过敏作为禁忌。药典规定流感疫苗中的卵清蛋白含量应不高于500 ng/mL,当前疫苗中的卵清蛋白含量已大大低于国家标准。国外学者对于鸡蛋过敏者接种流感灭活疫苗(IIV)或流感减毒活疫苗(LAIV)的研究表明不会发生严重过敏反应。美国免疫实践咨询委员会(ACIP)自2016年以来开始建议对鸡蛋过敏者也可以接种流感疫苗。

问 孕妇可以接种流感疫苗吗?

答 可以。我国流感疫苗指南指出,流感对孕妇的健康危害比较严重,可能导致死亡。孕妇患流感还可导致死产、婴儿死亡、早产和出生低体重等。流感症状通常包括发热,而孕期发热有可能与婴儿神经管缺陷有关。孕早期感染流感使婴儿发生多种先天性疾病的风险显著增加,比如各种先天畸形、神经管缺陷、先天性心脏病、唇裂等。

孕妇在怀孕的任何阶段都可以接种任何灭活流感疫苗(裂解疫苗或亚单位疫苗),但不应接种减毒活疫苗。我国指南说,国外对孕妇在孕期任何阶段接种流感疫苗的安全性证据充分,同时接种疫苗对预防孕妇罹患流感及通过胎传抗体保护6月龄以内婴儿的效果明确,但由于国内缺乏孕妇接种流感疫苗的安全性评价数据,我国上市的部分流感疫苗产品说明书仍将孕妇列为禁忌证。为降低我国孕妇罹患流感及严重并发症风险,经审慎评估,指南建议孕妇或准备在流感季节怀孕的女性接种流感疫苗,孕妇在孕期的任一阶段均可接种流感疫苗;建议只要本流感季的流感疫苗开始供应,可尽早接种。

问 哺乳期妈妈可以接种流感疫苗吗?

答 可以,灭活疫苗和减毒活疫苗都可以。

问 哺乳期只能打三价不能打四价的流感疫苗吗?

答 三价和四价的都能。四价和三价灭活流感疫苗在安全性上没有差别,哺乳期妈妈也能打四价流感疫苗。

问 哺乳期妈妈接种流感疫苗后可以正常哺乳吗?

答 可以,接种后立即就可以哺乳。

问 在本流感季得过流感还要接种流感疫苗吗?

答 仍然建议接种。所有流感季都有多种流感病毒株流行,感染过一种病毒不会对其他病毒产生保护。

问 哪些人不能接种流感疫苗?

答 我国流感疫苗指南指出,对疫苗所含任何成分(包括辅料、甲醛、裂解剂及抗生素)过敏者,是流感疫苗接种的禁忌证。患伴或不伴发热症状的轻中度急性疾病者,建议症状消退后再接种。上次接种流感疫苗后6周内出现吉兰-巴雷综合征,不是禁忌证,但应特别注意,慎重接种。流感减毒活疫苗(LAIV)有较多禁忌证,比如孕妇不能接种,接种减毒活疫苗之前请先查阅说明书或咨询医师。

（问） 今年疫苗的病毒株跟去年的一样,还要接种吗?

（答） 即使今年疫苗的病毒株跟去年的一样,也建议重新接种,因为疫苗保护力会随着时间推移而逐渐减弱。

（问） 和上次接种流感疫苗需要间隔1年吗?

（答） 不需要。

（问） 流感疫苗可以和其他疫苗同时接种吗? 不同时接种的话要间隔多久?

（答） 灭活流感疫苗和其他疫苗(包括灭活疫苗及减毒活疫苗)可以同时在不同部位接种。不同时接种的话也没有间隔时间要求。

（问） 服用流感抗病毒药物期间可以接种流感疫苗吗?

（答） 服用流感抗病毒药物预防和治疗期间可以接种灭活流感疫苗。使用流感抗病毒药物后48小时内不应接种流感减毒活疫苗;接种流感减毒活疫苗后14天内不应使用抗病毒药物来预防流感(必要时可以用来治疗),因为抗病毒药物会影响流感减毒活疫苗的免疫效果。

22. 手足口病疫苗

【疫苗名称】
手足口病疫苗的正式名称是肠道病毒71型灭活疫苗,简称"EV71疫苗"。

【预防的疾病】
用于预防肠道病毒71型(EV71)感染导致的手足口病。

【不接种的危害】
2018年,我国手足口病报告病例数共235.3万例,死亡35例。在实验室诊断手足口病病例中,EV71阳性比例为44%。有93%手足口病死亡病例是EV71导致的,74%重症手足口病病例是EV71导致的。

【疫苗种类】
目前我国上市的手足口病疫苗有2种,都是灭活疫苗:
(1)肠道病毒71型灭活疫苗(人二倍体细胞)。
(2)肠道病毒71型灭活疫苗(Vero细胞)。

【适用年龄】

（1）肠道病毒71型灭活疫苗（人二倍体细胞）：6月龄至5岁。

（2）肠道病毒71型灭活疫苗（Vero细胞）：6月龄至3岁。

【接种程序】

基础免疫为2剂次，间隔1个月，是否需要进行加强免疫暂未确定。

【接种部位和接种途径】

上臂三角肌肌内注射，注射部位也可参考产品说明书。

【替代方案】

目前还没有使用不同企业的疫苗进行序贯接种的免疫效果和安全性研究数据，建议使用同一企业疫苗完成2剂次接种，暂不建议使用不同企业疫苗完成接种程序。

【禁忌证】

（1）已知对手足口病疫苗任何一种成分过敏者。

（2）发热、急性疾病期患者及慢性疾病急性发作患者。

其他禁忌可参考相应的疫苗说明书。

【常见不良反应】

临床研究数据显示，接种手足口病疫苗后的局部反应主要表现为：接种部位红、硬结、疼痛、肿胀、瘙痒等，以轻度为主，持续时间不超过3天，可以自己缓解。

全身反应主要表现为：发热、腹泻、食欲不振、恶心、呕吐、易激惹等，呈一过性。

【常见问题】

问 手足口病疫苗可以和其他疫苗同时接种吗？

答 目前还没有手足口病疫苗和其他疫苗同时接种的相关数据，所以暂不推荐手足口病疫苗和其他疫苗同时接种，建议手足口病疫苗和其他疫苗接种间隔2周以上。

23. HPV疫苗

【疫苗名称】

HPV疫苗的全称是人乳头瘤病毒疫苗，俗称"宫颈癌疫苗"。

【预防的疾病】

可用于预防由疫苗所含的人乳头瘤病毒(HPV)型别引起的疾病,比如宫颈癌。四价和九价HPV疫苗还可预防肛门生殖器疣(尖锐湿疣)等疾病。

【不接种的危害】

大部分性活跃女性和男性都可能在人生的某个阶段感染HPV,宫颈癌是与HPV相关的最常见疾病,几乎所有宫颈癌病例都是由HPV导致的。宫颈癌是全世界女性的第四常见癌症,估计2018年有57万例新发宫颈癌病例,每年有31.1万人因宫颈癌死亡。

有些HPV(特别是四价和九价HPV疫苗包含的6型和11型)不会导致癌症,但会引起肛门生殖器疣(尖锐湿疣),是一种很常见的传染病,会影响性生活。

【疫苗种类】

目前,在我国上市的HPV疫苗有3种(表7),都是灭活疫苗:

表7　各种HPV疫苗对比一览表

疫苗类别	适用人群	接种程序	预防型别	主要预防的疾病	生产厂家
进口二价HPV疫苗	9~45岁女性	0、1、6个月各接种1剂(9~14岁健康人群可接种2剂次,0、6个月各1剂)	HPV 16、18型(高危)	HPV 16、18型相关的宫颈癌、肛门癌、阴道癌、外阴癌等	葛兰素史克(GSK)
国产二价HPV疫苗					厦门万泰
四价HPV疫苗	20~45岁女性	0、2、6个月各接种1剂	HPV 16、18型(高危),HPV 6、11型(低危)	HPV 16、18型相关的宫颈癌、肛门癌、阴道癌、外阴癌等,HPV 6、11型相关的肛门生殖器疣	默沙东
九价HPV疫苗	16~26岁女性	0、2、6个月各接种1剂	HPV 16、18、31、33、45、52、58型(高危),HPV 6、11型(低危)	HPV 16、18、31、33、45、52、58型相关的宫颈癌、肛门癌、阴道癌、外阴癌等,HPV 6、11型相关的肛门生殖器疣	默沙东

(1) 双价(二价)人乳头瘤病毒吸附疫苗,简称"二价HPV疫苗";

(2) 四价人乳头瘤病毒疫苗(酿酒酵母),简称"四价HPV疫苗";

(3) 九价人乳头瘤病毒疫苗(酿酒酵母),简称"九价HPV疫苗"。

【适用人群】

(1) 二价HPV疫苗:我国批准的适用人群是9~45岁女性;

(2) 四价HPV疫苗:我国批准的适用人群是20~45岁女性(国外也可用于9~19岁女孩);

(3) 九价HPV疫苗:我国批准的适用人群是16~26岁女性(美国批准用于9~45岁男性和女性)。

【接种程序】

(1) 二价HPV疫苗:说明书推荐共接种3剂次,分别在0、1、6个月各接种1剂次。

(2) 四价和九价HPV疫苗:说明书推荐共接种3剂次,分别在0、2、6个月各接种1剂次。

当前证据支持9~14岁开始接种第1剂的健康人群使用2剂次的接种程序,间隔6个月(没有最长间隔时间限制,但是建议间隔不要超过12~15个月,应在性活跃期前完成接种程序);第2剂可以在15岁后接种。如果第2剂和第1剂间隔<5个月的话,就要再接种第3剂(和第1剂间隔至少6个月)。对于≥15岁开始接种的人群,则还是建议使用0、1~2、6个月的3剂次接种程序。<15岁开始接种,但免疫功能低下和(或)感染了HIV的人群,也是建议使用3剂次的接种程序(接种前不需要为了接种疫苗而去检测HIV或HPV的感染状态)。

【接种部位和接种途径】

首选接种部位是上臂三角肌,肌内注射。

【补种原则】

(1) 二价HPV疫苗:第2剂可在第1剂后1~2.5个月之间接种,第3剂可在第1剂后5~12个月之间接种。

(2) 四价HPV疫苗:第2剂和第1剂间隔为至少1个月,第3剂和第2剂的间隔为至少3个月;所有3剂应在1年内完成。

(3) 九价HPV疫苗:第2剂和第1剂间隔为至少1个月,第3剂和第2剂的间隔为至少3个月;所有3剂应在1年内完成。

美国免疫实践咨询委员会(ACIP)认为,无论HPV疫苗系列接种中断了多长时间,都可以继续接种,不需要重新开始系列接种。

【替代方案】

目前还没有临床数据支持不同HPV疫苗互换使用。

【禁忌证】

（1）对疫苗中任一活性成分或辅料严重过敏反应者。对四价HPV疫苗的活性成分或任何辅料成份有超敏反应者也不能接种九价HPV疫苗。

（2）接种任一剂次后有超敏反应症状者，不应再次接种该疫苗。接种四价HPV疫苗后有超敏反应症状者，也不能接种九价HPV疫苗。

【常见不良反应】

局部反应：注射部位疼痛、发红、肿胀、硬结、瘙痒。在九价HPV疫苗的东亚（中国香港、中国台湾、日本、韩国）人群临床研究中，常见的局部反应还包括淤青、出血、感觉减退、肿块。

全身反应：疲乏，头痛，肌痛，发热，胃肠道症状（包括恶心、呕吐、腹泻和腹痛），关节痛，瘙痒，皮疹，荨麻疹，咳嗽，头晕。四价HPV疫苗在我国的临床试验中，超敏反应也是常见的不良反应。

这些不良反应大部分都是轻至中度，短期内会自行缓解。

【常见问题】

问 接种了二价或四价HPV疫苗之后还可以接种九价HPV疫苗吗？

答 九价HPV疫苗说明书说，如果完成3剂四价HPV疫苗接种后需要接种九价HPV疫苗，至少要间隔12个月后才能开始接种九价HPV疫苗，而且九价HPV疫苗也要接种3剂。

问 HPV疫苗第3针和第1针间隔超过一年，要重新打3针吗？

答 四价和九价HPV疫苗的说明书都说"所有3剂应在一年内完成"，这是根据临床研究数据做出的建议；而根据疫苗上市后的研究，美国免疫实践咨询委员会（ACIP）建议，无论各剂间隔推迟了多长时间，都只需完成剩余剂次，无须重新开始整个接种程序。世界卫生组织的疫苗立场文件指出，HPV疫苗的两剂之间没有最大间隔时间，但是尽量不要间隔太久，因为没完成接种程序就有感染的风险。所以，HPV疫苗的第2针或第3针无论和前一针间隔多久，都不需要重新打3针，只要打完剩余的针数就可以。

24. 狂犬病疫苗

【预防的疾病】

可以预防狂犬病。

【不接种的危害】

狂犬病疫苗用于对狂犬病毒高危接触者的接触前免疫，也可与狂犬病免疫球蛋白联合用于接触后预防。

如果不进行暴露后预防，被患狂犬病的动物咬到头部有55%的概率患狂犬病，咬到上肢的发病概率是22%，躯干是9%，下肢是12%。一旦出现狂犬病临床症状，目前没有有效的救治办法，患者几乎都会死亡（没有重症监护的话通常2~3天内就会死亡）。目前全世界只有15例得到确认的狂犬病存活病例，但他们大多数有严重的后遗症。

据估计，全世界每年有5.9万人死于狂犬病。2018年，我国报告有410人死于狂犬病。

【疫苗种类】

狂犬病疫苗都是灭活疫苗。目前我国批准上市的人用狂犬病疫苗类型有以下几种：

① 人二倍体细胞疫苗：不良反应少、症状轻，免疫效果好；但生产慢、成本高、价格贵。

② Vero细胞纯化疫苗：与人二倍体细胞疫苗有同样的安全性和效力，但产量大、价格低。

③ 地鼠肾原代细胞纯化疫苗：不良反应轻微，免疫效果、安全性和有效性较好。

④ 原代鸡胚细胞纯化疫苗：不良反应轻微，免疫效果、安全性和有效性较好。

【适用年龄】

没有年龄限制。

【接种程序】

（1）暴露前预防：第0、7、21（或28）天分别接种1剂，共3剂。

（2）暴露后预防有2种常规接种程序，应按疫苗说明书进行接种：

① 5针法：第0、3、7、14、28天各接种1剂，共5剂。

② "2-1-1"程序：第0天接种2剂（左右上臂三角肌各接种1剂），第7天和第21天各接种1剂，共4剂。

（3）再次暴露后预防：对于再次暴露后狂犬病疫苗接种程序争议很大，我国《狂犬病预防控制技术指南（2016版）》建议：

① 对于曾经接受过全程狂犬病疫苗接种者，如果3个月内再次暴露，在符合2013年世界卫生组织报告中提及的各项条件（如致伤动物健康且已被免疫，并能进行10日观察）时，可推迟加强免疫。

② 超过3个月以上再次暴露者，要在第0天和第3天各接种1剂疫苗。

③ 如果使用了效力不确定的疫苗、之前未全程接种或暴露严重的Ⅲ级暴露者，在再次暴露后需全程进行疫苗接种。

按暴露前或暴露后接种程序完成了全程狂犬病疫苗接种的人，以后暴露于狂犬病病毒就不需要注射被动免疫制剂（狂犬病人免疫球蛋白或抗狂犬病血清）了；但狂犬病疫苗还是要注射的（去注射狂犬病疫苗时要带上以前接种狂犬病疫苗的书面记录并出示给接种人员，如果没有书面记录，可能要当首次接种处理）。

【接种部位和接种途径】

2岁以下儿童在大腿前外侧肌注射，2岁及以上儿童和成人在上臂三角肌注射。采用肌内注射。

注意：禁止在臀部肌内注射。

【补种原则】

应按时完成全程疫苗接种，按照程序正确接种才能保证产生足够免疫力。如果某一针次延迟一天或几天注射，后续针次接种时间应按原接种程序的时间间隔相应顺延。

【替代方案】

尽量使用同一品牌产品完成全程接种。如果无法实现，可以使用不同品牌的疫苗继续按原程序完成全程接种。原则上不建议就诊者携带疫苗到异地接种。

【禁忌证】

（1）暴露后预防

因为狂犬病是致死性疾病，一旦发病几乎都会死亡，所以暴露后狂犬病疫苗的使用没有任何禁忌证。即使存在不适合接种疫苗的情况（如有严重过敏史、有其他严重疾病等），也应在严密监护下接种疫苗。如果对某一品牌疫苗的成分有明确过敏史,应更换无该成分的疫苗品种。

（2）暴露前预防

① 对疫苗中任何成分曾有严重过敏史者,应视为接种同种疫苗的禁忌证。

② 妊娠、患急性发热性疾病、急性疾病、慢性疾病的活动期、使用类固醇和免疫抑制剂者可酌情推迟暴露前免疫。

③ 免疫缺陷者不建议进行暴露前免疫。如果处在狂犬病高暴露风险中,也可进行暴露前免疫,但完成接种程序后要进行中和抗体检测。

④ 对一种品牌疫苗过敏者,可换另一种品牌疫苗继续原有接种程序。

【常见不良反应】

局部反应:接种疫苗后24小时内,注射部位可出现红肿、疼痛、发痒,一般不需要处理即可自行缓解。

全身反应:轻度发热、无力、头痛、眩晕、关节痛、肌肉痛、呕吐、腹痛等,一般不需要处理即可自行消退。

【注意事项】

对于狂犬病病毒暴露来说,及时正确处理伤口也很重要;首次暴露的Ⅲ级暴露者和患有严重免疫缺陷、长期大量使用免疫抑制剂、头面部暴露的Ⅱ级暴露者,还应注射狂犬病被动免疫制剂(抗狂犬病血清或狂犬病人免疫球蛋白)。被动免疫制剂应尽早使用,最好在伤口清洗完成后立即注射;如果未能及时注射,在第1剂狂犬病疫苗接种后的7天内都可以注射;7天后,疫苗引起的主动免疫应答反应已经出现,这时再使用被动免疫制剂的意义就不大了。

伤口处理包括对每处伤口进行彻底的冲洗、消毒和后续的外科处置。可使用肥皂水(或其他弱碱性清洗剂)和一定压力的流动清水交替清洗咬伤或抓伤处,每处伤口至少清洗15分钟。最后用生理盐水冲洗伤口以避免肥皂液或其他清洗剂残留。有条件的话建议使用狂犬病专业清洗设备和专用清洗剂对伤口内部进行冲洗。对伤口彻底冲洗后用稀碘伏(0.025%~0.05%浓度)、苯扎氯铵(0.005%~0.01%浓度)或其他具有病毒灭活效力的皮肤黏膜消毒剂消毒涂擦或消毒伤口内部。

不得把狂犬病被动免疫制剂和狂犬病疫苗注射在同一部位。

按暴露前或暴露后程序完成了全程狂犬病疫苗接种者,以后都不需要使用被动免疫制剂,但仍然需要根据暴露情况进行伤口处理和注射狂犬病疫苗。

【常见问题】

问 哪些动物会传染狂犬病?

（答）所有哺乳动物都对狂犬病病毒易感。在狂犬病流行地区，99%的人类狂犬病病例是被狗传播的，小部分是通过野生动物传播的（比如狐狸、狼、豺狼、蝙蝠、浣熊、臭鼬或猫鼬）。

（问）什么时候要接种狂犬病疫苗？

（答）如果暴露于狂犬、疑似狂犬或不能确定是否患有狂犬病的宿主动物的情况时，应该根据相关指南来进行暴露后预防，比如我国《狂犬病预防控制技术指南（2016版）》建议的狂犬病暴露后免疫预防处置如下（表8）。

表8　狂犬病暴露后免疫预防处理

暴露类型	接触方式	暴露程度	暴露后免疫预防处理
I	符合以下情况之一者： 1. 接触或喂养动物； 2. 完整皮肤被舔舐； 3. 完好的皮肤接触狂犬病动物或人狂犬病病例的分泌物或排泄物	无	确认接触方式可靠则不需处理
II	符合以下情况之一者： 1. 裸露的皮肤被轻咬； 2. 无出血的轻微抓伤或擦伤	轻度	1. 处理伤口； 2. 接种狂犬病疫苗
III	符合以下情况之一者： 1. 单处或多处贯穿皮肤的咬伤或抓伤； 2. 破损的皮肤被舔舐； 3. 开放性伤口或黏膜被唾液污染（如被舔舐）； 4. 暴露于蝙蝠	严重	1. 处理伤口； 2. 注射狂犬病被动免疫制剂（抗狂犬病血清/狂犬病人免疫球蛋白）； 3. 注射狂犬病疫苗

注：世界卫生组织推荐，由于头、面、颈、手和外生殖器部位神经丰富，建议这些部位的暴露属于III级暴露。

资料来源：中国疾病预防控制中心.狂犬病预防控制技术指南（2016版）.

（问）被兔子咬要不要接种狂犬病疫苗？

（答）暴露于啮齿类动物、家兔或野兔时通常不需要接受狂犬病暴露后免疫预防。

（问）被人咬了要不要接种狂犬病疫苗？

（答）一般不需要，除非是被狂犬病患者咬。除了极少通过受感染的组织和器官移植而导致的传播以外,人和人之间传播的狂犬病从来没有得到证实过。

问 母乳喂养会传播狂犬病吗?

答 虽然缺乏证据,但根据病理学和流行病学,狂犬病病毒不太可能通过母乳喂养来传播。

问 吃狗肉会传染狂犬病吗?

答 目前还没有一例因食用狂犬病动物生肉而导致人类狂犬病病例的记录。不应该食用患狂犬病或疑似患狂犬病的动物的肉,但如果已经吃了,也不需要进行暴露后预防。

问 狂犬病的潜伏期最长是多久?

答 大部分狂犬病病例的潜伏期是1~3个月,目前有记录的最长潜伏期是8年。有些较长时间的潜伏期可能是因为有未知的新发暴露。

问 接种狂犬病疫苗后可以100%预防狂犬病吗?

答 只接种狂犬病疫苗不一定能100%预防。在严重暴露后,及时而正确的暴露后预防(包括彻底清洗和冲洗所有伤口,及时接种狂犬病疫苗,必要时注射抗狂犬病血清或狂犬病人免疫球蛋白)可以100%预防狂犬病。

问 孕妇和哺乳期妈妈接种狂犬病疫苗会影响孩子吗?

答 不会。狂犬病疫苗和免疫球蛋白在孕妇和哺乳期女性中的使用都是安全有效的。

问 暴露后超过24小时接种疫苗还有用吗?

答 暴露后预防应尽快开始,但超过24小时后接种疫苗仍然有效。在暴露后的1年内,狂犬病发病的可能性会越来越小,1年后发病是很罕见的;但对于Ⅲ级暴露,即使在暴露后几个月或几年后才确认,也应接种狂犬病疫苗。

问 "10日观察法"靠谱吗?

答 靠谱,我国使用的"10日观察法"不是指不需要接种疫苗,而是先按程序进行暴露后预防再进行观察。如果可能的话,应对可疑动物实施安乐死并进行狂犬病检测。如果怀疑患有狂犬病的动物经过恰当的实验室检测之后证实没有患狂犬病,或者家养狗、猫或黑足鼬从咬伤当天开始经过10天的全程观察后仍然健康,暴露后预防可以终止。

问 接种过狂犬病疫苗的动物就不会患狂犬病吗?

答 不一定。在已接种过疫苗的动物中也报道了一些狂犬病病例。

25. 肾综合征出血热疫苗

【预防的疾病】

用于预防Ⅰ型(也称为汉滩型、野鼠型)和Ⅱ型(也称为汉城型、家鼠型)肾综合征出血热(又称"流行性出血热")。

【疾病的危害】

肾综合征出血热是一种世界范围内广泛分布的自然疫源性疾病,由汉坦病毒引起,以啮齿类动物为主要传染源,可导致出血、低血压休克、肾脏损害甚至死亡。中国是全世界受肾综合征出血热危害最严重的国家,自1950年以来,我国已报告肾综合征出血热患者165万例,其中死亡病例超过4.7万人,总病死率约2.89%。除青海和新疆以外的大部分省市自治区都有肾综合征出血热流行,黑龙江、山东、辽宁、陕西、河北、吉林、湖南、江西、广东、福建等省发病人数占全国发病人数的80%以上。2018年,我国报告肾综合征出血热发病数11966例,死亡97例。肾综合征出血热的预防主要以开展疫苗接种为主,提高疫苗接种率可有效控制发病。

【疫苗种类】

肾综合征出血热疫苗有3种,都是灭活疫苗:

① 双价肾综合征出血热灭活疫苗(Vero细胞);

② 双价肾综合征出血热灭活疫苗(地鼠肾细胞);

③ 双价肾综合征出血热灭活疫苗(沙鼠肾细胞)。

【适用人群】

肾综合征出血热疫区的居民及进入该地区的人员,主要对象是16~60岁的高危人群。

【接种程序】

基础免疫2剂:在第0天(第1天,当天)、14天(第15天)各接种1剂;

强化免疫1剂:接种基础免疫剂次1年后。

【接种部位和接种途径】

上臂外侧三角肌,肌内注射。

【禁忌证】

（1）已知对该疫苗所含的任何成分,包括辅料以及抗生素过敏者。

（2）患急性疾病、严重慢性疾病、慢性疾病的急性发作期和发热者。

（3）患未控制的癫痫和其他进行性神经系统疾病者。

（4）妊娠及哺乳期妇女。

【常见不良反应】

局部反应:注射部位可出现局部疼痛、瘙痒、局部轻微红肿。

全身反应:可有轻度发热反应、不适、疲倦等。

这些反应一般不需要处理可自行消退。

【常见问题】

问　肾综合征出血热的常见症状是什么?

答　肾综合征出血热的症状主要包括:发热(38~40℃),畏寒、寒战,头痛、腰痛、眼眶痛,全身肌肉关节酸痛,食欲不振、恶心,呕吐、腹痛、稀水样便。

26.钩端螺旋体疫苗

【预防的疾病】

用于预防钩端螺旋体病(简称"钩体病")。

【疾病的危害】

钩端螺旋体病是一种细菌性疾病,在全世界广泛分布(包括城市和农村),人类通过直接接触受感染动物(如啮齿类动物、猪、狗、牛、马、绵羊、山羊)的尿液或接触被尿液污染的环境(例如水、土壤和植物)感染致病性钩端螺旋体而发病。如果不治疗,钩端螺旋体病可危及生命。钩端螺旋体病很难进行临床诊断,必须借助实验室支持。该病在世界上许多地区都受到忽视,报告的病例数远远低于实际,目前还没有可靠的全球发病率数据。世界卫生组织估计每年全球病例数大约为87.3万例,死亡病例数约为4.86万例。

【疫苗种类】

钩端螺旋体疫苗是灭活疫苗。

【适用人群】

钩端螺旋体疫苗的接种对象是流行地区7~60岁人群。

【接种程序】

共2剂,第1剂注射0.5 mL,第2剂注射1.0 mL,两剂间隔7~10天。7~13岁儿童用量减半。必要时7岁以下儿童也可接种,但用量不超过成人剂量的1/4。应在流行季节前完成注射。

【接种部位和接种途径】

在上臂外侧三角肌下缘附着处皮下注射。

【禁忌证】

(1)已知对该疫苗的任何成分过敏者。

(2)患急性疾病、严重慢性疾病、慢性疾病的急性发作期和发热者。

(3)妊娠期和哺乳期妇女。

(4)患脑病、未控制的癫痫和其他进行性神经系统疾病者。

【常见不良反应】

接种后可出现短暂发热,注射部位可出现疼痛、触痛和红肿,多数情况会在2~3天内自行消退。

【常见问题】

问 钩端螺旋体病的症状是什么?

答 疾病早期阶段可出现高热、严重头痛、肌肉疼痛、寒战、眼睛发红、腹痛、黄疸、皮肤和黏膜出血(包括肺出血)、干咳、恶心、呕吐、腹泻和皮疹。

27.炭疽疫苗

【疫苗名称】

炭疽疫苗的全称是"皮上划痕人用炭疽活疫苗"。

【预防的疾病】

用于预防炭疽。

【疾病的危害】

炭疽是由炭疽芽孢杆菌(也称为炭疽杆菌)引起的严重疾病,人类常常通过患病动物的肉类、皮毛或患病动物排出物或排出物污染的物品获得感染。这种疾病每年在我国的一些地区都有发病,2018年我国报告病例有336例,死亡3例。

【疫苗种类】

炭疽疫苗是减毒活疫苗。

【适用人群】

炭疽疫苗的接种对象一般是炭疽常发地区的人群,皮毛加工与制革工人、放牧员以及其他与牲畜密切接触者。

【接种部位与接种程序】

在上臂外侧三角肌附着处皮上划痕接种。用消毒注射器吸取疫苗,在接种部位滴2滴,间隔3~4 cm。接种后局部至少应裸露5~10分钟,然后用消毒干棉球擦净。

接种后24小时划痕部位无任何反应者应重新接种。

【禁忌证】

(1)已知对该疫苗的任何成分过敏者。

(2)患急性疾病、严重慢性疾病、慢性疾病的急性发作期和发热者。

(3)免疫缺陷、免疫功能低下或正在接受免疫抑制治疗者。

(4)妊娠期或6个月内的哺乳期妇女。

【常见不良反应】

(1)接种后24小时内,在注射部位可出现疼痛和触痛,注射局部红肿浸润轻、中度反应,多数情况会在2~3天内自行消退。

(2)接种疫苗后可出现一过性发热反应。大多数是轻度发热,持续1~2天后可自行缓解。

【注意事项】

(1)皮上划痕人用炭疽活疫苗仅供皮上划痕用,严禁注射。

(2)消毒皮肤只可用酒精,不可用碘酒,并在酒精挥发后再进行接种。

【常见问题】

问 炭疽和炭疽病是一样的吗?

答 炭疽和炭疽病是两种不同的疾病,炭疽是由炭疽芽孢杆菌引起人和动物感染的传染性疾病;而炭疽病一般是指一种真菌感染引起的植物疾病,是一种农业病害。

问 炭疽的常见症状有哪些?

答 炭疽主要有三种临床类型:皮肤炭疽、肺炭疽和肠炭疽;其中皮肤炭疽最为常见,占全部病例的95%以上。

①皮肤炭疽:主要表现为局部皮肤的水肿、斑疹或丘疹、水疱、溃疡和焦痂,

稍有痒感。皮肤炭疽如果得到及时治疗,病死率小于1%。

② 肺炭疽:初起为"流感样"症状,表现为低热,疲乏,全身不适,肌痛,咳嗽,通常持续48小时左右;然后突然出现呼吸窘迫、气急喘鸣、发绀、咯血等。可迅速出现昏迷和死亡,死亡率可达90%以上。

③ 肠炭疽:可表现为急性肠炎型或急腹症型。急性肠炎型发病时可出现恶心呕吐、腹痛、腹泻。急腹症型患者全身中毒症状严重,持续性呕吐及腹泻,排血水样便,腹胀、腹痛,常并发败血症和感染性休克。如果不及时治疗常可导致死亡。

(问) 炭疽会人传人吗?

(答) 炭疽很少发生人传人,但不是一定不会发生。除了直接传染以外,炭疽患者的排出物同样能造成顽固的环境污染,这种污染可以感染牲畜,然后又会通过牲畜造成人的感染。

(问) 怎样预防人感染炭疽?

(答) 最重要的是不接触传染源。炭疽的传染源主要是病死动物,发现牛、羊等动物突然死亡时不要接触,应立即报告当地农业畜牧部门,由该部门进行处理。要从正规渠道购买牛羊肉制品,不食用病死牲畜或来源不明的肉类。

28. 霍乱疫苗

【预防的疾病】

用于预防霍乱和预防产毒性大肠杆菌引起的腹泻。

【疾病的危害】

霍乱是因摄入受霍乱弧菌污染的食物或水而引起的一种感染性疾病,可引起严重的急性水样腹泻,致命性极强,如果不治疗几小时就可使人死亡。《中华人民共和国传染病防治法》将霍乱列为甲类传染病。2018年我国只报告了28例霍乱病例,0例死亡,但目前霍乱在全球每年仍然导致130万至400万例病例,以及2.1万至14.3万例死亡。目前霍乱主要在非洲和亚洲不容易获得干净水源的地区流行。

【疫苗种类】

我国批准的霍乱疫苗全称为重组B亚单位/菌体霍乱疫苗(肠溶胶囊),是一种减毒活疫苗。

【适用人群】

2岁或2岁以上有接触或传播风险的人群,主要包括以下人员:

① 卫生条件较差的地区、霍乱流行和受流行感染威胁的人群;

② 旅游者、旅游服务人员、水上居民;

③ 饮食业与食品加工业、医务防疫人员;

④ 遭受自然灾害地区的人员;

⑤ 军队执行野外战勤任务的人员;

⑥ 野外特种作业人员;

⑦ 港口、铁路沿线工作人员;

⑧ 下水道、粪便、垃圾处理人员。

【接种程序】

初次免疫者须服3次,分别于第0、7、28天口服,每次1粒(胶囊)。

接种过的人员,可视疫情于流行季节前加强1次,方法同初次免疫。

【接种途径】

口服。

【禁忌证】

(1) 发热,患严重高血压、心脏病、肝脏病、肾脏病、艾滋病、活动性结核者。

(2) 孕妇及2岁以下儿童。

(3) 对该疫苗过敏或服后发现不良反应者,停止服用。

【常见不良反应】

一般无不良反应。有时可有轻度腹痛、荨麻疹、恶心、腹泻等,可自愈。

【注意事项】

为取得更好效果,应在餐后2小时服用,服用后1小时内不要进食。

29. 伤寒疫苗

【预防的疾病】

用于预防伤寒。

【疾病的危害】

伤寒是由伤寒沙门菌引起的,副伤寒是由副伤寒沙门菌引起的,它们主要通过受到污染的食物或水传播,贝壳类海产(特别是牡蛎)、未经煮熟的蔬菜水果、未经消毒处理的奶类及奶制品都容易受污染。全球估计每年有1 100万至2 100万人感染伤寒,导致12.8万至16.1万人死亡。缺乏安全饮用水和卫生条件差的地区风险最高。2018年我国共报告伤寒和副伤寒病例10 843例,死亡2例。

【疫苗种类】

我国现有的伤寒疫苗是伤寒Vi多糖疫苗,属于灭活疫苗。

【适用人群】

主要用于部队、港口、铁路沿线的工作人员,下水道、粪便、垃圾处理人员,饮食行业、医务防疫人员及水上居民或有本病流行地区的人群。

【接种程序】

注射1剂。

【接种部位和接种途径】

上臂外侧三角肌,肌内注射。

【禁忌证】

(1)已知对该疫苗的任何成分过敏者。

(2)患急性疾病、严重慢性疾病、慢性疾病的急性发作期和发热者。

(3)妊娠期妇女。

【常见不良反应】

可出现短暂低热,局部稍有压痛感,一般不需要特殊处理,可以自行缓解。

【常见问题】

问 伤寒和副伤寒主要有什么症状?

答 伤寒的症状有久热不退、疲劳、头痛、恶心、腹痛、便秘或腹泻,有时可能出现皮疹,严重者可导致死亡。副伤寒的症状和伤寒类似,但通常较轻微。

30. 黄热病疫苗

【疫苗名称】

黄热病疫苗的全称是黄热减毒活疫苗。

【预防的疾病】

用于预防黄热病。

【疾病的危害】

黄热病是一种由受感染的蚊子传播的病毒性疾病,症状包括发热、头痛、肌肉疼痛(尤其是背痛)、食欲不振、恶心、呕吐、乏力、黄疸(皮肤和眼睛发黄)、尿色深、腹痛,严重者可导致死亡。

黄热病在非洲、中美洲和南美洲的热带地区流行。据估计,2013年有8.4万至17万起黄热病严重病例,绝大多数发生在非洲,导致2.9万至6万例死亡。据估计,去黄热病流行地区而未接种疫苗的旅行者中,发生黄热病导致死亡的风险为1/5 000。

【疫苗种类】

黄热病疫苗是减毒活疫苗。

【适用人群】

通常用于≥9月龄的进入或经过黄热病流行地区的人员。<6月龄婴儿禁止接种,6~8月龄婴儿一般不建议接种(除非在疾病流行期间风险非常高时)。

【接种程序】

一般只要接种一剂就可以获得终身免疫。

美国免疫实践咨询委员会(ACIP)推荐对以下人群接种额外剂量的黄热病疫苗:

(1)初次接种黄热病疫苗时怀孕的女性,在以后去有黄热病病毒感染风险地区前,应再接种一剂黄热病疫苗。

(2)在接种黄热病疫苗后接受造血干细胞移植者,如果经医师评估免疫功能正常,足以安全接种疫苗,在以后去有黄热病病毒感染风险地区前应再接种一剂黄热病疫苗。

(3)在既往黄热病疫苗接种时已感染HIV的患者,如果发生黄热病病毒感染的风险持续存在,应每10年加强接种一剂黄热病疫苗。

(4)距离上一次接种黄热病疫苗已超过10年,如有计划长时间在流行地区停留、在传播高峰季节时到高度流行地区(如西非)旅行,去持续暴发的地区旅行,应再接种一剂黄热病疫苗。

(5)经常处理黄热病病毒的实验室工作人员应至少每10年检测一次抗体滴度,以明确是否需再次接种。

【接种部位和接种途径】

在上臂外侧三角肌附着处皮下注射。

【禁忌证】

（1）免疫缺陷症患者和免疫功能低下者。

（2）严重心、肝、肾等慢性病患者。

（3）发热及急性疾病患者。

（4）有过敏史。对鸡蛋过敏者需由医师评估是否可以接种。

（5）孕妇。

【常见不良反应】

注射后个别有发热、头晕、皮疹者应注意观察，必要时给予对症治疗。少数人注射后局部可出现疼痛、轻微肿胀，一般可在1~3天内消退。

31. 戊肝疫苗

【预防的疾病】

用于预防戊型肝炎（简称"戊肝"）。

【疾病的危害】

戊肝是由戊肝病毒引起的肝病，不仅会引起消化系统损害，严重者还会造成肝衰竭，甚至危及生命。传播途径为粪—口传播，戊肝病毒感染者的粪便含有戊肝病毒，人主要通过被污染的饮用水或食物经消化道传播。

世界卫生组织估计全球每年有2 000万人感染戊肝病毒，其中估计有330万人会出现戊肝症状，2015年戊型肝炎大约导致4.4万人死亡。2018年我国报告戊肝发病数是28 603例，死亡14例。

【疫苗种类】

戊肝疫苗是灭活疫苗。

【适用人群】

适用于16岁以上易感人群。推荐用于戊肝病毒感染的重点高风险人群，比如畜牧养殖者、餐饮业人员、学生或部队官兵、育龄期妇女、疫区旅行者等。

【接种程序】

按0、1、6个月接种方案共接种3剂，即当天第1剂，第1剂接种1个月后接种第2剂,第1剂接种6个月后接种第3剂。

【接种部位和接种途径】

上臂外侧三角肌,肌内注射。

【禁忌证】

(1) 对本品任何成分过敏者。

(2) 有接种其他疫苗过敏史者。

(3) 患血小板减少症或其他凝血障碍者。

(4) 对卡那霉素或其他氨基糖苷类药物有过敏史者。

(5) 患急性疾病、严重慢性疾病、慢性疾病的急性发作期和发热者。

(6) 未控制的癫痫和患其他进行性神经系统疾病者。

【常见不良反应】

局部反应:接种部位疼痛、肿、瘙痒。

全身反应:发热、疲倦无力、头痛。

32. 森林脑炎纯化疫苗

【预防的疾病】

用于预防森林脑炎(又称为"蜱传脑炎")。

【疾病的危害】

在东欧、中欧和北欧国家以及俄罗斯、蒙古、中国北部,蜱传脑炎病毒(又称为森林脑炎病毒、森脑病毒)是中枢神经系统病毒感染的重要原因。大部分感染是由于在森林地区户外活动时被蜱虫叮咬导致的。全球每年报告的蜱传脑炎临床病例数约为10 000~12 000例,但实际的发病数应该远远超过这个数。目前对于蜱传脑炎还没有规范的诊断标准,也没有高危地区的明确定义。目前,临床病例报告发病率最高的是波罗的海国家、斯洛文尼亚和俄罗斯。其他有病例报告或由于病毒在蜱中的高度流行而被认为是高危地区的国家还包括:阿尔巴尼亚、奥地利、白俄罗斯、波斯尼亚、保加利亚、中国、克罗地亚、丹麦、芬兰、德国、希腊、匈牙利、意大利、蒙古、挪威、波兰、韩国、罗马尼亚、塞尔维亚、斯洛伐克、斯洛文尼亚、瑞典、瑞士、土耳其、乌克兰。

感染蜱传脑炎病毒后,可出现疲乏、头痛和全身不适,持续1~8天,通常伴有发热(≥38℃)。如果发展为脑炎,可能会遗留永久性中枢神经系统后遗症(包括各种神经精神疾病和认知障碍为特点的脑炎后综合征),也可导致死亡。

【疫苗种类】

森林脑炎疫苗是灭活疫苗。

【适用人群】

在有森林脑炎(蜱传脑炎)发生的地区居住的及进入该地区的8岁以上人员。

【接种程序】

基础免疫2剂,在第0天、第14天各接种1剂。以后可在流行季节前加强免疫1剂。

【接种部位和接种途径】

上臂外侧三角肌,肌内注射。

【禁忌证】

(1)发热,患严重急性疾病、慢性疾病急性发作期。

(2)患过敏性疾病、对抗生素或生物制品有过敏史者。

(3)哺乳期、妊娠期妇女。

【常见不良反应】

注射后不良反应一般较轻微,个别有发热、头晕、皮疹、局部疼痛。对出现不良反应者应注意观察,必要时给予适当对症治疗。

33. 鼠 疫 疫 苗

【预防的疾病】

用于预防鼠疫。

【疾病的危害】

鼠疫在14世纪时曾被称为“黑死病”,在欧洲造成了约5 000万人死亡。现在已经得到很好的控制,2010~2015年全球共报告了3 248例鼠疫,其中包括584例死亡。我国自2010年以来每年仅有零星病例报告,比如2017年报告发病数1例,死亡1例;2018年报告发病数0例;2019年北京市确诊来自内蒙古锡林郭勒盟苏尼特左旗的2例肺鼠疫病例;2020年7月5日内蒙古巴彦淖尔市1名牧民被确诊为腺鼠疫病例。因传染性强,致死率高,鼠疫被列为甲类传染病。

【疫苗种类】

我国批准的鼠疫疫苗是皮上划痕用鼠疫活疫苗,属于减毒活疫苗。

【适用人群】

疫区或通过疫区的人员。

世界卫生组织不建议接种鼠疫疫苗,但高危人群(比如经常暴露在感染风险下的实验室人员以及卫生工作者)除外。

【接种程序】

每年接种1次。

【接种部位和接种途径】

在上臂外侧三角肌上部附着处皮上划痕接种。按说明书用消毒针在接种部位划成"井"字,然后把疫苗滴在"井"字处。

【禁忌证】

(1)患严重疾病、免疫缺陷症及应用免疫抑制剂的治疗者。

(2)妊娠期或6个月内的哺乳期妇女。

【常见不良反应】

接种后不良反应轻微,少数人划痕处会出现浸润,一般不影响活动,个别人体温可能稍有升高,一般可自行消退,不需要特殊处理。

第六章

疫苗推迟接种的安全性和有效性

1. 疫苗可以提前接种吗?

　　疫苗接种有推荐接种程序、最小接种年龄和两剂最小接种间隔,早于推荐接种程序接种有时是可以的,但不能早于最小接种年龄(表9),两剂疫苗的接种间隔也不能小于最小间隔时间。比如13价肺炎球菌疫苗的推荐接种程序是:基础免疫在2、4、6月龄各接种一剂,加强免疫在12~15月龄接种一剂,基础免疫首剂最早可以在6周龄接种,之后各剂间隔4~8周;所以13价肺炎球菌疫苗的第1剂可以在2月龄前接种,但不能早于6周龄;第2剂可以早于4月龄接种,但和第1剂间隔不能小于4周。提前接种一般不会影响安全性,但是可能会降低免疫效果。

表9　疫苗的最小接种年龄

疫苗名称	最小接种年龄	说明
轮状病毒疫苗	进口:6周龄 国产:2月龄	孩子出生6周(42天)后就可以联系接种机构表示想接种进口轮状病毒疫苗
13价肺炎球菌疫苗	6周龄	孩子出生6周就可以联系接种机构安排接种
五联疫苗	2月龄	可代替脊灰、百白破和Hib疫苗。想接种五联就先不要接种脊灰、百白破和Hib疫苗

（续表）

疫苗名称	最小接种年龄	说明
AC 流脑–Hib 疫苗	2 月龄	不接种五联疫苗可以用这个代替 A 群流脑和 Hib 疫苗
Hib 疫苗	2 月龄	接种五联疫苗或四联疫苗或 AC 流脑–Hib 疫苗就不用单独接种 Hib 疫苗
四联疫苗	3 月龄	没有五联疫苗或 AC 流脑–Hib 疫苗可以用四联疫苗代替百白破疫苗和 Hib 疫苗
AC 群流脑结合疫苗	3 月龄	可以代替免费的 A 群流脑多糖疫苗
流感疫苗	6 月龄	每年 10 月份左右接种
手足口病疫苗	6 月龄	出生后满 6 个月可接种
麻腮风疫苗	8 月龄	如果只接种了 1 剂麻风和 1 剂麻腮风疫苗,建议再打 1 剂麻腮风或腮腺炎或麻腮把腮腺炎成分补够 2 剂
腮腺炎疫苗	8 月龄	
麻腮疫苗	8 月龄	
水痘疫苗	12 月龄	满 1 岁可接种
四痘疫苗	12 月龄	可以代替第 2 剂麻腮风和水痘
甲肝灭活疫苗	12 月龄	如果免费甲肝是减毒活疫苗,可以自费用灭活的代替
ACYW$_{135}$ 群流脑多糖疫苗	2 岁	可以代替免费的 A 群 C 群流脑多糖疫苗
23 价肺炎球菌疫苗	2 岁	健康儿童可以不接种
二价 HPV 疫苗	9 岁	健康人群在 15 岁生日前开始接种可以只接种 2 剂,间隔至少 6 个月
九价 HPV 疫苗	16 岁	国内满 16 岁可接种
四价 HPV 疫苗	20 岁	国内满 20 岁可接种
狂犬病疫苗	无限制	容易暴露于狂犬病病毒的人可以进行暴露前接种

（续表）

疫苗名称	最小接种年龄	说明
黄热病疫苗	9月龄	一般不常规接种，以下情况可考虑接种： 1.居住在、准备前往或经过流行地区； 2.发生疫情； 3.疫苗说明书或相关指南推荐的高风险人群
霍乱疫苗	2岁	
钩端螺旋体疫苗	7岁	
森林脑炎疫苗	8岁	
出血热疫苗	16岁	
戊肝疫苗	16岁	

2. 推迟接种会影响疫苗的效果和安全性吗？

推迟接种疫苗的任何一个剂次都不会影响最终的免疫效果，也不会增加不良反应的风险，但推迟疫苗接种可能会使得到保护的时间相应推迟，从而增加感染的风险，所以，应充分衡量利弊，尽量按免疫程序接种疫苗。如果不得不推迟接种，应在接种条件恢复后尽快补种。

3. 推迟接种后需要重新开始接种吗？

除了口服伤寒疫苗(Ty21a)以外，其他疫苗的第2剂和之后的剂次无论推迟多久也不需要从第1剂重新开始接种，只要把剩余剂次补上就行。口服伤寒疫苗(Ty21a)如果离上一剂接种在3周内，就只要补上后续剂次；如果离上一剂接种已经超过3周，就要重新开始整个免疫程序。

我国目前没有口服的伤寒疫苗，所以，目前我国疫苗的第2剂及之后的剂次，无论推迟多久也不需要从第1剂重新开始接种，只要把剩余剂次补上就行。

4. 哪些疫苗可以考虑推迟接种?

有时候,一些特殊情况会使我们不得不推迟疫苗的接种,比如新冠肺炎疫情。因为很多地方不能同时接种几种疫苗,所以有时候也要选择先接种哪些疫苗。推迟接种疫苗存在一定的感染疾病的风险(表10)。

表10　推迟接种疫苗的风险分析

	疫苗	原因
不建议推迟的疫苗	乙肝疫苗	1岁生日前感染乙肝病毒的婴儿有80%~90%会转为慢性感染
	卡介苗	3月龄至3岁要先做皮试,结果为阴性才可以补种。≥4岁不予补种
	百白破疫苗	破伤风暴露后可能造成严重后果,甚至危及生命
	狂犬病疫苗	狂犬病暴露后可能危及生命
如有推迟应优先补种的疫苗	麻腮风疫苗	感染麻疹病毒风险较高
	脊灰疫苗	感染脊髓灰质炎病毒风险高
推迟接种容易超龄的疫苗	进口五价轮状病毒疫苗	6~12周龄开始口服第1剂,每剂间隔4~10周;第3剂不应晚于32周龄
	进口13价肺炎球菌结合疫苗	各地规定不同
推迟接种风险较小的疫苗	手足口病疫苗	手足口病是一种常见、通常较轻的儿童疾病,病死率非常低
	水痘疫苗	水痘疾病的负担显著低于其他主要传染病(如麻疹、百日咳、轮状病毒、侵袭性肺炎球菌病)
	HPV疫苗	HPV主要通过性行为传播的,可通过约束性行为来降低风险

上述表格中未提及的其他疫苗推迟接种的风险为中等,应在衡量利弊后决定是否推迟接种。

5. 疫苗最多可以推迟多久接种?

有的疫苗对年龄没有限制,有的疫苗有接种年龄限制,推迟可能导致超龄而无法接种。因此,推迟接种疫苗要注意年龄限制(表11),合理安排接种计划。

表11 各种疫苗的最大接种年龄限制

疫苗	最大接种年龄限制
乙肝疫苗	没有限制
脊灰疫苗	没有限制
白破疫苗	没有限制
麻腮风疫苗	没有限制
流脑疫苗	没有限制,即使A群多糖和A群C群结合超龄了,只要补齐A群C群多糖或ACYW$_{135}$群多糖的剂次就行
乙脑疫苗	没有限制
水痘疫苗	没有限制
四痘疫苗	没有限制
甲肝疫苗	没有限制
流感疫苗	没有限制
23价肺炎球菌疫苗	没有限制
狂犬病疫苗	推迟接种风险大,应尽量按说明书或相关指南的程序接种
13价肺炎球菌疫苗	各地规定不同,请咨询当地接种机构
四联疫苗	没明确规定
卡介苗	<3月龄直接补种;3月龄至3岁要先做皮试,结果为阴性才可以补种;≥4岁不予补种

（续表）

疫苗	最大接种年龄限制
进口轮状病毒疫苗	第1剂超过12周龄国内不一定给予接种（美国在14周6天仍然可以接种），各剂间隔超过10周国内不一定给予接种（国外对各剂次间最长时间间隔没有限制），第3剂不应晚于32周龄
国产轮状病毒疫苗	最大接种年龄是3岁
五联疫苗	因为五联疫苗在国内外都没有24月龄以上的临床试验数据，所以推荐使用的月龄上限是24月龄
手足口病疫苗	肠道病毒71型灭活疫苗（人二倍体细胞）：最大接种年龄是5岁；肠道病毒71型灭活疫苗（Vero细胞）：最大接种年龄是3岁
Hib疫苗	一般＞5岁不再接种，具体可参考不同产品的说明书
AC流脑-Hib疫苗	最迟71月龄
百白破疫苗	我国的百白破疫苗用于＜6岁的儿童，≥6岁改用白破疫苗
HPV疫苗	二价和四价的46岁前，九价的27岁前。15岁前开始接种只要2剂，间隔至少6个月（建议间隔不要超过12~15个月）；≥15岁开始接种就要3剂

第七章
疫苗接种咨询案例

1. 案例一：乙肝疫苗的复种程序

家长：宝贝5岁了，出生时接种过3针的乙肝疫苗，后来发现没有抗体，在2019年8月、9月又接种了2针，因为宁波市的接种中心要求复种是重新接种3针，后来10月份因支气管肺炎住院检查中发现宝贝的乙肝抗体为411个单位，原本第3针是2020年2月，目前第3针是否还需要接种？

志玲博士：如果完成乙肝疫苗免疫程序后检测出乙肝表面抗原（HBsAg）阴性、乙肝表面抗体（抗-HBs）< 10 mIU/mL（或 10 IU/L）的话，可以先补种1剂，并在 1~2 个月后检测抗-HBs 和 HBsAg。如果测得 HBsAg 阴性而且抗-HBs≥10 mIU/mL 的话，就表示对乙肝病毒有足够保护力，不需要再额外接种乙肝疫苗。如果宝宝补种2剂后，测到过乙肝表面抗体（抗-HBs）滴度是411个单位，则无须再次接种。

2. 案例二：乙肝疫苗的补种程序

家长：我家宝贝乙肝抗体很低，我们打了乙肝加强针，前2针都按时打了，第3针应该是2019年10月26日接种，但是孩子有感冒咳嗽推迟了，现在2019年12

月3日,还需要接种吗? 会影响效果吗? 接种完多久复查? 如果复查了还是没有抗体该怎么办? 如果补种应该接种1针还是3针? 补种的标准流程和时间间隔是什么?

志玲博士:全程接种乙肝疫苗后,绝大多数接种者体内可产生高滴度的保护性抗体,但由于免疫功能低下或其他原因,少数接种者对疫苗接种无应答(抗-HBs < 10 mIU/mL)。有5%~10%接种者不产生乙肝抗体或只产生低滴度的抗体。对无抗体产生者,应增加疫苗的接种剂量和剂次。

对3剂次接种程序无应答者可再接种3剂次,复种仍按初种的剂量和时段方法进行,也就是说,仍然是0、1、6个月接种,并于第2次接种3剂次乙肝疫苗后1~2个月检测血清中抗-HBs,若仍无应答,儿童一般不再补种,成人可再接种1剂次60 μg重组酵母乙肝疫苗。

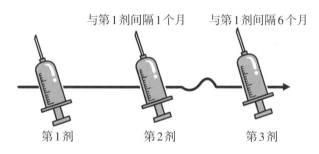

3. **案例三:联合疫苗的替代方案和卡介苗补种**

家长:孩子2岁11个月,之前一直住在德国,没有打卡介苗,在德国接种了3针六联疫苗(百白破+脊灰+Hib+乙肝),德国的医生说本来需要接种4针,请问中国没有六联应该如何替代? 卡介苗需要怎样补种?

志玲博士:中国目前没有六联疫苗,可以用"五联+乙肝"或"四联+脊灰+乙肝"或"百白破+Hib +脊灰+乙肝"等方案替代,但注意第4剂与第3剂的间隔时间要至少6个月。

关于卡介苗补种问题,如果打算在中国长期居住,应该尽快补种。未接种卡介苗的 <3月龄儿童可直接补种;3月龄至3岁儿童且对结核菌素纯蛋白衍生物(TB-PPD)或卡介菌蛋白衍生物(BCG-PPD)试验阴性者,应予补种;≥4岁儿童不予补种。同时需要提醒,卡介苗需要前往特定的卡介苗接种门诊才能接种,建议去接种前先电话咨询接种单位是否可以接种卡介苗。

4. 案例四：五联疫苗的接种原则

家长：因为事前没有做好功课，今天刚刚带宝贝接种了第1针国产脊灰疫苗，现在想重新接种五联疫苗，是否可以？具体如何接种？

志玲博士：可以在第2剂的时候换成五联疫苗。建议再打3剂五联疫苗+1剂百白破+1剂Hib疫苗，原则是百白破、脊灰疫苗和Hib疫苗各接种满4剂。

5. 案例五：推迟接种及超龄接种问题

家长：因为新冠疫情影响了宝贝的疫苗接种，脊灰、百白破、麻腮风等疫苗应该如何补种？想要接种的非免疫规划疫苗已超出疫苗使用说明书规定年龄（比如13价肺炎疫苗等），该怎么办？

志玲博士：（1）脊灰疫苗补种。<4岁儿童未达到3剂应补种完成3剂，≥4岁儿童未达到4剂应补种完成4剂。补种时遵循先接种脊灰灭活疫苗，再接种脊灰减毒活疫苗的免疫程序，前3剂的剂次间隔≥28天。2019年10月1日以后出生的儿童，按照前两剂接种脊灰灭活疫苗、后两剂接种二价脊灰减毒活疫苗免疫程序进行补种。

（2）百白破疫苗和白破疫苗补种。3月龄至5岁未完成百白破疫苗接种的儿童，需使用百白破疫苗补齐4剂次，前3剂每剂接种间隔≥28天，第4剂与第3剂接种间隔≥6个月。≥6岁接种百白破和白破疫苗累计<3剂的儿童，6~11岁使用吸附白喉破伤风联合疫苗（儿童用）补齐3剂，≥12岁使用吸附白喉破伤风联合疫苗（成人及青少年用）补齐3剂，第2剂与第1剂接种间隔1~2个月，第3剂与第2剂接种间隔6~12个月。

（3）麻风疫苗和麻腮风疫苗补种。对已满8月龄儿童，优先安排麻风疫苗或麻腮风疫苗（根据各地免疫程序调整进展选择疫苗）接种；对于已经满18月龄儿童，优先安排麻腮风疫苗接种。未完成2剂含麻疹成分疫苗接种的>24月龄儿童，使用麻风疫苗或麻腮风疫苗补齐；两剂次接种间隔≥28天。

（4）因新冠肺炎疫情导致接种推迟，如受种者接种年龄已超出疫苗使用说明书规定年龄，除口服轮状病毒疫苗外，其他疫苗可在受种者或其监护人知情同意后，继续完成剩余剂次接种；如受种者或其监护人不同意，则取消后续接种。

6. 案例六：注射丙种球蛋白后的接种间隔期

家长：宝贝目前11个月24天，宝贝在7月龄的时候因为重症肺炎住院打了丙种球蛋白，剂量比较大，宝贝7个月17天打了A群C群流脑结合疫苗第1针，之后就暂停了疫苗，目前可以打麻腮风疫苗吗？A群C群流脑结合疫苗间隔了好几个月有影响吗？推荐先打A群C群流脑结合疫苗还是麻腮风疫苗？之后其他的疫苗有什么注意事项？因为新冠肺炎疫情，接种中心控制每日接种人数，已超过12月龄接种要紧吗？会不会有影响？

志玲博士：关于使用丙种球蛋白后多久可以接种麻腮风疫苗，是3~11个月，具体根据丙种球蛋白的使用剂量，不知您是否记得当时孩子使用的具体剂量。例如，如果使用2 000 mg/kg丙种球蛋白进行治疗，建议间隔11个月后再接种含麻疹或水痘的疫苗。其他的疫苗不影响。如果不记得具体剂量，建议间隔11个月再接种麻腮风疫苗，所以建议先接种A群C群流脑结合疫苗。超过12月龄接种，对含麻疹或水痘的疫苗（如麻腮风、水痘疫苗）有影响，对其他疫苗没有影响。每种疫苗的免疫程序（包括开针时间、接种剂次、间隔等）都经过严格的临床试验研究验证。疫苗一般不可以提前接种，但可以视具体情况（如生病、疫苗短缺等）适当推迟接种。推迟接种并不影响疫苗最终的免疫效果，只是相应推迟了疫苗对孩子的保护。

7. 案例七：不良反应的处理及同时接种问题

家长：宝贝12月25日出生，2月29日接种乙肝疫苗第2剂、脊灰疫苗和五价轮状疫苗，接种后大便变多，每天2~3次（接种前每天1~2次），3月7日开始大便一天5~6次，稀水样便，是因为疫苗的不良反应吗？可以给宝贝服用蒙脱石散吗？会影响五价轮状疫苗的效果吗？目前仍然腹泻，3月14日能正常接种13价肺炎疫苗吗？3月30日能同时接种五价轮状疫苗、脊灰疫苗和四联疫苗吗？

志玲博士：疫苗导致的腹泻等不良反应一般在72小时内，所以目前暂不考虑为疫苗的不良反应。蒙脱石散治疗腹泻缺乏高质量证据支持，一般不推荐常规使用，但使用蒙脱石散也不会影响五价轮状疫苗的效果。腹泻疾病正在发生，不建议接种13价肺炎疫苗，建议推迟。不同的疫苗可不可以同时接种应视具体情况而定。您咨询的五价轮状疫苗、脊灰疫苗和四联疫苗可以同时接种，总的原则是：免疫规划疫苗均可按照免疫程序或补种原则同时接种。两种注射类减毒活疫苗如未同时接种，应至少间隔28天接种。如果免疫规划疫苗和非免疫规划疫苗接种时间发生冲突，应优先保障免疫规划疫苗接种。

8. 案例八：卡介苗的局部反应

家长：宝贝6个月大，接种卡介苗处红肿，继而结痂，结痂脱落后还是红肿，有类似脓水渗出，反复如此，红肿结痂处直径4~5 cm，正常吗？应该如何处理？

志玲博士：这种情况称局部反应强烈，具体指的是接种部位出现大于1 cm的脓肿和溃疡，愈合时间大于3个月。家长应尽快带孩子就诊，而且需要去结核定点医院或专门的有资质的卡介苗门诊就诊。

9. 案例九：肺炎疫苗

家长：我家孩子不到5岁半，自从3岁半上幼儿园后，反复生病，有医生说需要提高孩子的免疫力，我想给他接种23价肺炎疫苗，接种中心还说过段时间会有国产的13价肺炎疫苗，推荐接种哪种？需要接种吗？

志玲博士：国产13价肺炎球菌疫苗适用于6周龄至5岁（6周岁生日前）儿童，2~5岁开始接种的话只需接种1剂。如果孩子不属于本书前面提到的23价肺炎球菌适用人群，可以只接种13价肺炎疫苗，不必接种23价肺炎疫苗。

10. 案例十：流感疫苗

家长：14个多月的宝宝，2019年11月6日接种了第1针流感疫苗，四价流感，现在2019年12月10日，要打第2针，但是四价断货了，打三价流感疫苗可以吗？还是说2019年就算了，等到2020年再打2针，最推荐的接种方法是哪种？

志玲博士：四价断货了，建议及时用三价流感疫苗替代，不要等到第二年，避免耽误接种时间，达不到足够的保护效果。

11. 案例十一：狂犬病疫苗

家长：女儿3岁半，今天下午被邻居家的兔子抓伤了胳膊，有抓痕但是无出血，请问这种情况应该去注射狂犬疫苗吗？如果需要接种，最晚的接种时间是什么时候？

志玲博士：中国疾控中心编制的《狂犬病预防控制技术指南（2016版）》指出，暴露于啮齿类动物、家兔或野兔时，通常无须接受狂犬病暴露后免疫预防。

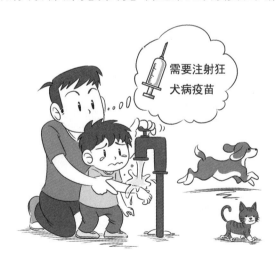

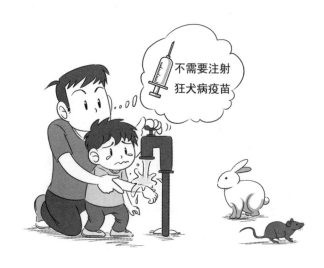

12. 案例十二:破伤风疫苗

家长:宝贝5岁10个月,外伤撞到地面,地面比较脏,嘴唇伤口0.7cm左右,出血,有白色的膜,宝贝在3月龄、4月龄、5月龄、19月龄分别接种过4次百白破疫苗,这次是否需要接种破伤风疫苗?

志玲博士:不需要。只要接种过≥3剂百白破疫苗,如果与最后1剂的时间间隔小于5年,则任何程度的伤口都不需要注射破伤风疫苗和破伤风抗毒素(TAT)或破伤风免疫球蛋白(TIG)。

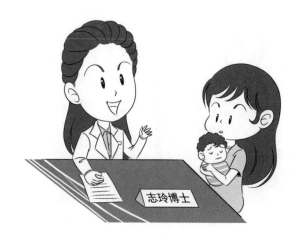

第八章

关于疫苗，这些谣言不要信

1. 接种疫苗不是必需的，有可能破坏孩子的免疫系统

真相 疫苗在上市前都必须经过大规模的人体临床试验，确保安全有效之后才能获得批准上市。疫苗是促进人体免疫系统主动或被动地发生免疫应答后产生免疫抗体，这与通过自然感染病菌产生的免疫类似，但疫苗的成分是非活性的或经过减毒处理的，不会引发严重的疾病，更不会破坏人体的免疫系统。

我国《免疫管理法》规定，免疫规划疫苗是指居民应当按照政府的规定接种的疫苗，非免疫规划疫苗是指由居民自愿接种的其他疫苗。非免疫规划疫苗虽然不是必须接种的，但也能预防一些危害比较大的疾病，如果条件允许也推荐接种（可参考本书第19页的表5和第108页的表9）。

2. 疫苗出现不良反应概率大，甚至导致死亡

真相 疫苗在诱导人体免疫系统产生对特定疾病的保护抗体的同时，由于疫苗的生物学特性和人体的个体差异（比如健康状况、过敏性体质、免疫功能不全、精神因素等），有少数接种者会发生不良反应，但其中绝大多数是轻微反应，

可以自愈或只需要简单处理,不会导致长期不良后果,比如局部红肿、疼痛、硬结等局部症状,或发热、乏力等症状。

疫苗异常反应的发生率是极低的。以乙肝疫苗为例,我国从2000年到2013年,接种乙肝疫苗后死亡的疑似异常反应病例共上报188例,最终确定为疫苗异常反应的只有18例,其他都是因为疫苗以外的原因导致的死亡,只不过恰好发生在接种疫苗之后。而我国从2000年到2013年平均每年出生1627万名婴儿,如果不接种乙肝疫苗,可能每年会有一百多万名婴幼儿感染乙肝病毒,其中的几十万名会转为慢性感染,乙肝慢性病感染病例中又有20%~30%会发展为肝硬化和(或)肝癌。所以,接种疫苗的好处远远大于不良反应的风险,是利大于弊的,千万不要因为害怕不良反应而不接种疫苗。

3. 听说疫苗会导致自闭症

真相　儿童孤独症也称为儿童自闭症,是发病于婴幼儿时期的心理发育障碍性疾病。2013年,美国精神病学会(APA)发布的《精神障碍诊断与统计手册》(DSM-5)把儿童自闭症、不典型自闭症、阿斯伯格综合征和衰变性精神障碍共同划入新的诊断范畴并称为泛自闭症障碍(孤独症谱系障碍),英文叫Autism spectrum disorders,缩写为ASD。

1998年的一项研究报道了麻腮风疫苗与自闭症之间可能存在联系,但这项研究后来被证实是不实信息,这项研究一共纳入了12例儿童,是通过一个反疫苗组织招募的,其中3例儿童并没有自闭症,5例儿童在接种麻腮风疫苗之前已经有发育问题,有些儿童是在接种麻腮风疫苗几个月(而不是几天)后才出现行为症状,发表这篇研究论文的杂志后来也撤回了这篇论文。后来多项大型高质量流行病学研究及系统评价都不支持麻腮风疫苗和自闭症相关,目前没有证据表明疫苗与自闭症之间存在关联。

4. 自然免疫比接种疫苗好

真相　疫苗的成分是非活性的或经过减毒处理的病菌,不会导致疾病;自然感染虽然也可能会产生免疫,但自然感染导致严重后果(包括死亡)的风险很大。各国和世界卫生组织都非常重视疫苗的安全性,疫苗在获得注册前都要经过严格的动物实验和人体临床试验,在上市使用前还要实施严格的批签发制度。疫苗在接种前、接种中和接种后都有完整、科学、规范的要求,保证疫苗接种的安全性。所以,应该通过疫苗而不是自然感染来获得免疫。

5. 疫苗能百分之百预防相关疾病

[真相] 暴露于狂犬病病毒后,只要尽早开始规范的暴露后预防处置(包括正确处理伤口、正确接种合格的狂犬病疫苗、必要时结合使用抗狂犬病被动免疫制剂),就几乎可以百分之百预防狂犬病的发生。但是,其他疫苗都是不能百分之百预防相关疾病的,由于受种者个体的差异,少数人接种疫苗后不能产生保护作用,仍有可能会发病。另外,如果接种疫苗时受种者正好处在该疫苗所针对疾病的潜伏期,疫苗接种后不能立即产生保护作用,接种疫苗后就仍会发病,这属于偶合发病,并不是疫苗失效。虽然疫苗不能百分之百预防相关疾病,但是可以大大降低感染相关疾病的风险,即使感染了也可能可以降低疾病的严重程度,所以接种疫苗是非常有必要的。

6. 非免疫规划疫苗不安全

[真相] 非免疫规划疫苗和免疫规划疫苗一样,在上市前都要经过临床试验,上市后都要继续进行安全性监测,比如,我国2015~2018年疑似预防接种异常反应(AEFI)信息管理系统的监测数据分析显示,流感疫苗的严重异常反应报告发生率为0.143/10万剂,排名前两位的是热性惊厥(27例,0.032/10万剂)和过敏性紫癜(21例,0.025/10万剂);而据研究估计,2010~2011年至2014~2015年流感季节,我国平均每年有8.8万例流感相关呼吸系统疾病超额死亡,可见接种流感疫苗是利远大于弊的。非免疫规划疫苗也是非常安全且有效的疫苗,只是因为经费问题和产能问题(特别是国内还不能生产的疫苗),国家还不能免费给所有人接种。我国的许多非免疫规划疫苗在发达国家和地区都是免费接种的,比如13

价肺炎球菌疫苗、轮状病毒疫苗、水痘疫苗、HPV疫苗。有些非免疫规划疫苗在我国部分地区也是免费接种的，比如水痘疫苗、流感疫苗。一般来说，经济越发达的国家和地区，免费接种的疫苗就越多。所以，如果家庭经济条件允许，建议自费接种非免疫规划疫苗。

7. 脊灰减毒活疫苗可能导致肢体瘫痪

真相　在全程使用脊灰减毒活疫苗（OPV）的国家，疫苗相关麻痹型脊髓灰质炎的发生率约为每年4例/100万出生队列，但是这种疫苗相关麻痹型脊髓灰质炎主要是发生在第一剂接种后，发生在后面的剂次是很罕见的。采用先接种1~2剂脊灰灭活疫苗（IPV）再接种脊灰减毒活疫苗的序贯接种方案可以降低发生疫苗相关麻痹型脊髓灰质炎的风险。我国从2015年下半年开始，逐步在常规免疫中用IPV作为脊灰疫苗接种的第一剂，而且从2016年5月1日开始用更安全的二价脊灰减毒活疫苗（bOPV）代替了三价脊灰减毒活疫苗（tOPV），因为Ⅱ型脊髓灰质炎野病毒已经被消灭，所以停用了脊灰减毒活疫苗中的Ⅱ型组成部分。

美国从1997年由只使用OPV改为IPV-OPV序贯接种方案，2000年改为只用IPV；在1997~1999年的过渡期共报告13例麻痹型脊髓灰质炎病例，患者都是全程接种OPV的，在采用IPV-OPV序贯接种方案的人中没有发现病例。

如果选择自费使用更安全的脊灰灭活疫苗或五联疫苗来完成全程脊灰疫苗接种，也是值得鼓励的，但是千万不要不接种。因为如果都不接种脊灰疫苗，全世界几乎所有儿童都会感染脊髓灰质炎病毒，平均每200名感染者中会出现1例麻痹型脊髓灰质炎，这个比例远远高于疫苗相关病例。

8. 接种肺炎疫苗可以预防新冠肺炎

真相　13价（或23价）肺炎球菌疫苗、Hib疫苗、流感疫苗、麻疹疫苗等都可以预防相关病原体导致的肺炎或相关并发症，但对新冠肺炎（2019冠状病毒肺炎）的病毒无效，因此并不是接种过"肺炎疫苗"就可以高枕无忧，不要混淆。

常见疫苗常规接种程序和补种原则一览表

附表1　常见疫苗常规接种程序和补种原则

疫苗	常规接种程序	补种原则
乙肝疫苗	0、1、6月龄各1剂	第2剂和第1剂间隔至少28天，第3剂和第2剂间隔至少60天。
卡介苗	出生时接种1剂	1. <3月龄直接补种； 2. 3月龄至3岁要先做皮试，皮试结果阴性才可以补种； 3. ≥4岁不予补种
脊灰疫苗	2、3、4月龄和4岁各1剂	<4岁儿童如果没达到3剂（含补充免疫等），应补种完成3剂；≥4岁儿童如果没达到4剂（含补充免疫等），应补种完成4剂。补种时两剂次脊灰疫苗之间间隔≥28天
百白破疫苗	3、4、5、18月龄各1剂	1. 3月龄至5岁没完成百白破疫苗规定剂次的儿童，要补种没完成的剂次，前3剂每剂间隔≥28天，第4剂和第3剂间隔≥6个月； 2. ≥6岁接种百白破疫苗和白破疫苗累计<3剂的孩子，用白破疫苗补齐3剂；第2剂与第1剂间隔1~2月，第3剂与第2剂间隔6~12个月
白破疫苗	6周岁时接种1剂	>6岁未接种白破疫苗的儿童，补种1剂
Hib疫苗	从2月龄或3月龄开始接种，基础免疫3剂，间隔至少1个月；18月龄加强接种1剂	1. 6~12月龄开始接种：基础免疫2剂，间隔至少1个月；18月龄加强接种1剂； 2. 1~5岁开始接种：只需接种1剂
五联疫苗	2、3、4月龄，或3、4、5月龄进行3剂基础免疫，18月龄进行1剂加强免疫	基础免疫各剂次间隔至少1个月，加强剂次和最后一剂基础免疫剂次间隔至少6个月
四联疫苗	3、4、5月龄各接种1剂基础免疫，18~24月龄接种1剂加强免疫	出生后6个月内接种3剂基础免疫，3月龄开始接种，基础免疫各剂间隔至少1个月；18~24月龄接种1剂加强剂次（与第3剂间隔至少6个月）

（续表）

疫苗	常规接种程序	补种原则
五价轮状病毒疫苗	6~12周龄开始口服第1剂，每剂间隔4~10周；第3剂不应晚于32周龄	在美国，第1剂的最晚接种时间是14周6天，各剂间隔至少4周；各剂无最长间隔时间，只要保证第3剂不晚于8月龄0天接种
13价肺炎球菌疫苗	2、4、6、12~15月龄各1剂	1. 辉瑞13价肺炎球菌疫苗： 　基础免疫各剂间隔4~8周，加强剂次和基础免疫剂次间隔至少2个月 2. 沃森13价肺炎球菌疫苗： 　（1）6周龄~6月龄开始接种：共接种4剂。首剂在2月龄接种的话，基础免疫接种3剂，每剂次间隔2个月；12~15月龄时加强接种第4剂。首剂在3月龄接种的话，基础免疫接种3剂，每剂次间隔1个月；12~15月龄时加强接种第4剂。 　（2）7~11月龄开始接种：共接种3剂。基础免疫接种2剂，间隔至少2个月；12月龄以后加强接种1剂（第3剂），与第2剂至少间隔2个月。 　（3）12~23月龄开始接种：共接种2剂，间隔至少2个月。 　（4）2~5岁开始接种：只需接种1剂
麻腮风疫苗	8月龄和18月龄各1剂	补足2剂麻腮风疫苗，间隔至少28天
流脑疫苗	1. A群流脑多糖疫苗：接种2剂次，分别于6月龄、9月龄各接种1剂； 2. A群C群流脑结合疫苗：按说明书接种2或3剂，各剂间隔1个月； 3. A群C群流脑多糖疫苗：接种2剂次，分别于3周岁、6周岁各接种1剂； 4. ACYW₁₃₅群流脑多糖疫苗：接种2剂次，分别于3周岁、6周岁各接种1剂	1. <24月龄儿童补齐A群流脑多糖疫苗剂次。A群流脑多糖疫苗两剂次间隔≥3个月； 2. ≥24月龄儿童补齐A群C群流脑疫苗剂次，不再补种A群流脑多糖疫苗； 3. A群C群流脑多糖疫苗第1剂与A群流脑多糖疫苗第2剂，间隔≥12个月； 4. A群C群流脑多糖疫苗两剂次间隔≥3年； 5. 对于≤18月龄儿童，如已按流脑结合疫苗说明书接种了规定的剂次，可视为完成流脑疫苗基础免疫；加强免疫应在3岁和6岁时各接种1剂流脑多糖疫苗（A群C群多糖或ACYW₁₃₅群多糖）； 6. 2岁以上儿童，如果已经完成A群流脑多糖或A群C群流脑结合疫苗的剂次，并且接种了1剂A群C群流脑多糖疫苗，可以用ACYW₁₃₅群流脑多糖疫苗代替第2剂A群C群流脑多糖疫苗（与第1剂A群C群流脑多糖疫苗间隔至少3年）

（续表）

疫苗	常规接种程序	补种原则
AC 流脑–Hib 疫苗	2 月龄开始接种，共 3 剂，各剂间隔 1 个月	如果 6~11 月龄开始接种的话，共接种 2 剂，间隔 1 个月。12~71 月龄开始接种的话，只要接种 1 剂
乙脑疫苗	1. 乙脑减毒活疫苗：共接种 2 剂次，8 月龄、2 周岁各接种 1 剂； 2. 乙脑灭活疫苗：共接种 4 剂次，8 月龄接种 2 剂，间隔 7~10 天；2 周岁和 6 周岁各接种 1 剂	1. 如果使用乙脑减毒活疫苗进行补种，应补齐 2 剂，接种间隔 ≥12 个月； 2. 如果使用乙脑灭活疫苗进行补种，应补齐 4 剂，第 1 剂与第 2 剂接种间隔为 7~10 天，第 2 剂与第 3 剂接种间隔为 1~12 个月，第 3 剂与第 4 剂接种间隔 ≥3 年
水痘疫苗	一般推荐接种 2 剂水痘疫苗。12~15 月龄接种第 1 剂，4~6 岁接种第 2 剂。必要时（比如有疫情暴发）第 2 剂可以提前接种，和第 1 剂间隔至少 3 个月	1. < 13 岁：接种 2 剂，间隔至少 3 个月； 2. ≥13 岁：接种 2 剂，间隔至少 28 天
甲肝疫苗	1. 甲肝灭活疫苗：共接种 2 剂次，18 月龄和 24 月龄各接种 1 剂； 2. 甲肝减毒活疫苗：只要 1 剂，常规在 18 月龄接种	1. 未接种甲肝疫苗者，如果使用甲肝灭活疫苗进行补种，应补齐 2 剂，接种间隔 ≥6 个月；如果使用甲肝减毒活疫苗进行补种，只要补种 1 剂； 2. 如果已经接种过 1 剂次甲肝灭活疫苗，但没有条件接种第 2 剂甲肝灭活疫苗时，可以接种 1 剂甲肝减毒活疫苗完成补种
手足口病疫苗	2 剂次，间隔 1 个月	1. 肠道病毒 71 型灭活疫苗（人二倍体细胞）：6 岁前补够 2 剂； 2. 肠道病毒 71 型灭活疫苗（Vero 细胞）：4 岁前补够 2 剂
HPV 疫苗	1. 二价 HPV 疫苗：说明书推荐共接种 3 剂次，分别在 0、1、6 个月各接种 1 剂次； 2. 四价和九价 HPV 疫苗：说明书推荐共接种 3 剂次，分别在 0、2、6 个月各接种 1 剂	1. 二价 HPV 疫苗：第 2 剂可在第 1 剂后 1~2.5 个月之间接种，第 3 剂可在第 1 剂后 5~12 个月之间接种； 2. 四价和九价 HPV 疫苗：第 2 剂和第 1 剂间隔为至少 1 个月，第 3 剂和第 2 剂的间隔为至少 3 个月；所有 3 剂应在 1 年内完成

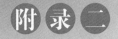

使用含抗体产品后疫苗接种间隔时间

血制品(包括全血、单产红细胞、血浆等)和其他含抗体产品(包括免疫球蛋白、高价免疫球蛋白和静脉用免疫球蛋白等)会抑制麻疹疫苗和风疹疫苗的免疫应答,对腮腺炎疫苗和水痘疫苗的免疫应答是否有抑制作用尚不清楚。如果含有抗体的产品是在疫苗接种预定时间之前使用的,则应按照建议的间隔时间推迟疫苗接种(附表2)。如果在接种麻腮风或水痘疫苗后14天内需要使用含抗体产品,则相应的疫苗剂次应在建议的间隔时间后重新接种。

附表2 使用含抗体产品与含麻疹或水痘成分疫苗的建议间隔时间

产品/剂量		间隔时间(个月)
静脉注射免疫球蛋白	肉毒杆菌免疫球蛋白(如BabyBIG)	6
	巨细胞病毒免疫球蛋白	6
	免疫缺陷替代治疗(300~400 mg/kg)	8
	水痘暴露后预防(400 mg/kg)	8
	麻疹暴露后预防(400 mg/kg)	8
	治疗免疫性血小板减少性紫癜(400 mg/kg)	8
	治疗免疫性血小板减少性紫癜(1000 mg/kg)	10
	治疗川崎病(2000 mg/kg)	11
肌内注射免疫球蛋白或单克隆抗体	甲肝免疫球蛋白	3
	乙肝免疫球蛋白	3
	破伤风免疫球蛋白	3
	狂犬病免疫球蛋白	4
	水痘免疫球蛋白(如VariZIG)	5
	预防麻疹	6
	呼吸道合胞病毒预防(单克隆抗体)	无

（续表）

产品/剂量		间隔时间（个月）
血液制品	洗涤红细胞	无
	红细胞,腺嘌呤盐水添加	3
	袋装红细胞	6
	全血	6
	血浆或血小板制品	7

注:如果可能会暴露于麻疹或水痘(如处在或即将前往麻疹或水痘暴发地区),则可以考虑提前接种。

参 考 文 献

1. 国家药典委员会. 中华人民共和国药典(2015年版)[M]. 北京:中国医药科技出版社,2015.

2. Stanley A. Plotkin, Walter A. Orenstein, Paul A. Offit,等. 疫苗[M]. 第6版. 北京:人民卫生出版社,2017.

3. 上海市医学会儿科专业委员会免疫学组,上海市免疫学会儿科临床免疫专业委员会,上海市预防医学会免疫规划专业委员会. 免疫异常儿童疫苗接种(上海)专家共识[J]. 临床儿科杂志,2014,32(12):1181-1190.

4. 杭州市疾病预防控制中心,苏州市疾病预防控制中心,上海市疾病预防控制中心. 特殊健康状态儿童预防接种专家共识之一——早产儿与预防接种[J]. 中国实用儿科杂志,2018,33(10):737-738.

5. 上海市疾病预防控制中心,杭州市疾病预防控制中心,苏州市疾病预防控制中心. 特殊健康状态儿童预防接种专家共识之二——支气管哮喘与预防接种[J]. 中国实用儿科杂志,2018,33(10):738-739.

6. 上海市疾病预防控制中心,杭州市疾病预防控制中心,苏州市疾病预防控制中心. 特殊健康状态儿童预防接种专家共识之三——原发性免疫缺陷病的预防接种[J]. 中国实用儿科杂志,2018,33(10):740-742.

7. 上海市疾病预防控制中心,杭州市疾病预防控制中心,苏州市疾病预防控制中心,中国儿童免疫与健康联盟. 特殊健康状态儿童预防接种专家共识之四——食物过敏与预防接种[J]. 中国实用儿科杂志,2019,34(1):1-2.

8. 苏州市疾病预防控制中心,上海市疾病预防控制中心,杭州市疾病预防控制中心,中国儿童免疫与健康联盟. 特殊健康状态儿童预防接种专家共识之五——先天性心脏病与预防接种[J]. 中国实用儿科杂志,2019,34(1):2-4.

9. 杭州市疾病预防控制中心,苏州市疾病预防控制中心,上海市疾病预防控制中心,中国儿童免疫与健康联盟.特殊健康状态儿童预防接种专家共识之七——热性惊厥与预防接种[J].中国实用儿科杂志,2019,34(2):81-82.

10. 杭州市疾病预防控制中心,苏州市疾病预防控制中心,上海市疾病预防控制中心,中国儿童免疫与健康联盟.特殊健康状态儿童预防接种专家共识之八——癫痫与预防接种[J].中国实用儿科杂志,2019,34(2):82-84.

11. 苏州市疾病预防控制中心,上海市疾病预防控制中心,杭州市疾病预防控制中心,中国儿童免疫与健康联盟.特殊健康状态儿童预防接种专家共识之十一——婴儿黄疸与预防接种[J].中国实用儿科杂志,2019,34(2):87-88.

12. 中华医学会儿科学分会新生儿学组,《中华儿科杂志》编辑委员会.新生儿高胆红素血症诊断和治疗专家共识[J].中华儿科杂志,2014,52(10):745-748.

13. 杭州市疾病预防控制中心,苏州市疾病预防控制中心,上海市疾病预防控制中心,中国儿童免疫与健康联盟.特殊健康状态儿童预防接种专家共识之十二——感染性疾病与预防接种[J].中国实用儿科杂志,2019,34(3):176-177.

14. 上海市疾病预防控制中心,杭州市疾病预防控制中心,苏州市疾病预防控制中心,中国儿童免疫与健康联盟.特殊健康状态儿童预防接种专家共识之十五——自身免疫性疾病与预防接种[J].中国实用儿科杂志,2019,34(3):180-181.

15. 苏州市疾病预防控制中心,上海市疾病预防控制中心,杭州市疾病预防控制中心,中国儿童免疫与健康联盟.特殊健康状态儿童预防接种专家共识之十六——肾脏疾病与预防接种[J].中国实用儿科杂志,2019,34(4):265-266.

16. 苏州市疾病预防控制中心,上海市疾病预防控制中心,杭州市疾病预防控制中心,中国儿童免疫与健康联盟.特殊健康状态儿童预防接种专家共识之十七—白血病化疗与预防接种[J].中国实用儿科杂志,2019,34(4):266-267.

17. 苏州市疾病预防控制中心,上海市疾病预防控制中心,杭州市疾病预防控制中心,中国儿童免疫与健康联盟.特殊健康状态儿童预防接种专家共识之十八——儿童贫血与预防接种[J].中国实用儿科杂志,2019,34(4):268-269.

18. 上海市疾病预防控制中心,杭州市疾病预防控制中心,苏州市疾病预防控制中心,中国儿童免疫与健康联盟.特殊健康状态儿童预防接种专家共识之十九——免疫抑制剂与预防接种[J].中国实用儿科杂志,2019,34(5):335-336.

19. 上海市疾病预防控制中心,杭州市疾病预防控制中心,苏州市疾病预防控制中心,中国儿童免疫与健康联盟.特殊健康状态儿童预防接种专家共识之二十二——儿童肝病与预防接种[J].中国实用儿科杂志,2019,34(7):537-538.

20. 苏州市疾病预防控制中心,上海市疾病预防控制中心,杭州市疾病预防控制中心,中国儿童免疫与健康联盟.特殊健康状态儿童预防接种专家共识之二十三——异体造血干细胞移植与预防接种[J].中国实用儿科杂志,2019,34(7):538-540.

21. 上海市疾病预防控制中心,杭州市疾病预防控制中心,苏州市疾病预防控制中心,中国儿童免疫与健康联盟.特殊健康状态儿童预防接种专家共识之二十四——实体器官移植与预防接种[J].中国实用儿科杂志,2019,34(7):540-541.

22. 杭州市疾病预防控制中心,苏州市疾病预防控制中心,上海市疾病预防控制中心,中国儿童免疫与健康联盟.特殊健康状态儿童预防接种专家共识之二十五——婴儿巨细胞病毒感染与预防接种[J].中国实用儿科杂志,2019,34(10):808-809.

23. 上海市疾病预防控制中心,苏州市疾病预防控制中心,杭州市疾病预防控制中心,中国儿童免疫与健康联盟.特殊健康状态儿童预防接种专家共识之二十六——常见染色体病与预防接种[J].中国实用儿科杂志,2019,34(12):982-983.

24. 中华医学会感染病学分会,中华医学会肝病学分会.慢性乙型肝炎防治指南(2019年版)[J].临床肝胆病杂志,2019,35(12):2648-2669.

25. 中华医学会感染病学分会,GRADE中国中心.中国乙型肝炎病毒母婴传播防治指南(2019年版)[J].中华传染病杂志,2019,37(7):388-396.

26. 中国创伤救治联盟,北京大学创伤医学中心.中国破伤风免疫预防专家共识[J].中华外科杂志,2018,56(3):161-167.

27. 中华预防医学会和中华预防医学会疫苗与免疫分会.肺炎球菌性疾病免疫预防专家共识(2017版)[J].中国预防医学杂志,2018,19(3):161-191.

28. 中华预防医学会.ACYW135群脑膜炎球菌多糖疫苗应用指南[J].中华流行病学杂志,2012,33(9):941-944.

29. 陕西省卫生健康委员会,空军军医大学唐都医院.肾综合征出血热诊疗陕西省专家共识[J].陕西医学杂志,2019,48(3):275-288.

后　记

李志玲：

"

　　不知不觉在医学圈已经摸爬滚打了20余年，这一路走来有汗水、泪水，也有欢快和满足。医务工作是烦琐复杂的，我是一位儿科医生，更多时候还是一位儿科药师。有幸，我和我团队的小伙伴们搭上了互联网的顺风车。早在2014年5月，上海市首家"儿童用药问答"微信平台正式开通，我便一直肩负着日常运营维护、管理更新医药知识库的责任，带领来自不同专业的10位临床药师组成的团队，全年不间断地义务值班，免费为患儿家长提供人性化、延伸化、全程化的药学服务。

　　2019年，我写的第一本书《"志玲博士"帮你越过儿童用药的28个雷区》受到了宝爸宝妈们的好评。我建立了20多个免费的儿童健康咨询微信群，注意到宝爸宝妈们询问疫苗接种的问题越来越多。一个偶然的机会，有幸认识了火爸朱剑笛，并且非常愉快地达成一致，决定合作写一本有关疫苗接种的科普书。他非常严谨、认真和专业，我们合作得很愉快，书籍撰写很顺利。新冠肺炎疫情期间，很多孩子的常规疫苗接种都被迫推迟，每天接到的咨询量非常大，我们在微信公众号等平台撰写的疫苗推迟接种的科普文章阅读量达到了10万以上，这进一步激励我们把书籍写好，以惠及更多家庭。

　　感谢我的先生和孩子一直以来的理解和支持，鼓励我追求自己的梦想。我也曾疲累到哭泣，但从不曾想过放弃，希望我努力的样子会是孩子人生路上奋斗拼搏的榜样。

"

朱剑笛：

　　我女儿出生后，我学习了很多育儿知识和医学知识，在我的微信公众号"现代育儿百科"和微博"火爸朱剑笛"写了几百篇科普文章，从一个普通家长成为了一个小有名气的育儿"大V"。在和家长们的交流过程中，我发现，虽然现在很多医生都在进行科普，但在疫苗接种方面还缺乏一本系统的科普书，我也写了许多疫苗科普的文章了，就想要不我来写一本吧。在一次交流中得知，李志玲博士也计划写一本疫苗科普书，于是我们一拍即合，合作写书。疫苗是一种特殊的药物，李志玲博士是药学博士，又是儿科医生，我在和她合作的过程中学习到了很多。

　　我还要感谢我的妻子和我的女儿，如果不是她们的支持，我就无法完成这本书。